「みんなの健康学」序説

―公衆衛生を動かした先達からのメッセージ―

神馬征峰 著

風間書房

はじめに

「健康の為なら死んでもいい！」

沖縄の国際通り、たまたま目に入ったTシャツに書かれていた言葉である。

ここには、皮肉をこめた、「健康になりたい！」メッセージがこめられている。通りの近くにある本屋にいってみる。さまざまな「健康」本が目に入る。それだけ健康について知りたい、もっと健康になりたいという人が多いのであろう。

本書のテーマも「健康」である。しかし、これを読んだからといって、すぐ健康になれるわけではない。自分だけが健康になりたい、と思っている方は、早めにきりあげて、ほかの本を探してほしい。

本書が描くのは、「みんなの健康」のためのストーリーである。「みんなの健康」のための専門分野でありながらも、なぜか人気のない公衆衛生のために命をかけた先達たちのストーリーである。

では「みんなの健康」とは何か？

元大阪大学医学部教授・丸山博が第二次世界大戦終戦後五年目に出版した『公衆衛生』（三省堂、一九五〇年）という本がある。日本の民主化運動が高まる中、この本は危険視された。そして連合国軍総司令部（ＧＨＱ）による日本共産党弾圧や、レッドパージなどの嵐の中で一時は消え去ってしまった。『公衆衛生』は、少年少女用の社会科文庫本として、三省堂から九七点出されたうちの一つ。親子共通の読本として利用されることが期待されて書かれた本でもあった（一九七二年に復刻し、現在は『いま改めて衛生を問う』丸山博著作集二（農文協、一九八九年）として入手可能）。そしてまた、社会的教養の書として、すべての日本人が健康で生きぬくために、書かれた本でもあった。その中で丸山博は、公衆衛生の元となった英語「Public Health」を少年少女向けに訳せば「みんなのけんこう」としてもよいはず、と言っている。

そして「みんなの健康」とは何なのか、をわかりやすく説明している。

「医者が一しょうがいかかって、その知識技術ですくえる病人の数は、知れたものです…みなさん！…国民のひとりひとりが、たとい衛生の知識をもっていても、それを活用できない社会環境にとじこめられていたのでは、どうすることもできません。ここに公衆衛生と、個人衛生との限界がはっきりあらわれます。どんなところででも、ひとりで実行できる衛生には限りがあります。みんなが自分のいのちのように、おたがいの生命をたいせつにするためには、どうしても公衆衛生が必要なのです…ひとりひとりの力ではどうにもならなかった健康の問題を、…社会の力で解決して行こうというので生まれたのが公衆衛生です」（文献1、三二―三五頁）。

少年少女向けに書かれただけあって、『公衆衛生』の内容は極めてわかりやすい。当時の時代を反映した「みんなの健康学」と言えるものであった。

それから六六年も経ってしまった今、同様に時代にあった「みんなの健康学」はまだ生まれていない。保健医療系の大学や専門学校の必須科目として「公衆衛生」は「公衆衛生」のまま、である。そしておそらく、最も人気がない科目である。多くの学生にとっては、国家試験を受けるための科目でしかない。

数字が多い。法律が多い。乾いた内容は確かにうんざりするくらいである。

ところが必須科目と言うくらいだから、勉強すべきと国が定めた重要な分野である。

例をあげてみよう。二〇一四年から二〇一五年にかけて世界中で話題になったエボラ出血熱。二〇一六年になって世界のメディアを騒がせているジカ熱。どれも公衆衛生のテーマである。エボラ出血熱に関していえば、特効薬のない中、生死の戦いが繰り広げられた。これだけとってみても公衆衛生は重要である。そのために立ち上がる人はもっといてもいい。

しかし、人気はない。

公衆衛生という名前が古臭いのではないか？　わかりにくいのではないか？

ということで、名前を変えようという動きはある。私がかつて七年間働いた厚生労働省・国立公衆衛生院は様変わりして、国立保健医療科学院となった。

かといって、人気がでたか、というと、そうでもない。

どうやったら、公衆衛生にもっと関心をもってもらえるだろうか？

そこで、人に注目することにした。ドラマに注目することにした。


私は日本のテレビドラマが好きである。

ドラマではさまざまな出会いが描かれる。そして主人公や主人公と出会った人々が変貌を遂げていく。変わりえないと思った人が変わる。自分も変われるんではないか、という希望をもてるようになる。明日のための元気をそこでもらえる。

テレビドラマが好きになったのは約二〇年前。ガザ地区とエルサレムにあるパレスチナＷＨＯ事務所に勤めていた頃（一九九四年から一九九六年）のこと。

危険地域ということで単身赴任していた私は、ガザからエルサレムに行くたびに、別の理由で単身赴任となった某新聞社の友人宅に週一―二回居候していた。

昼の勤務を終えて夕食を。それから近場のビリヤード場などにいき、勝負を楽しんでから友人宅へ。

そこには日本から送られてきたドラマ系のビデオがずらりとそろっていた。

二時間で犯人がわかったり、瀕死の重病人が助かったりするビデオをみては、その日の疲れを癒していた。

パレスチナでのストレスの日々。ドラマは生き延びるために必要な娯楽だった。

パレスチナで二年の仕事を終え、五年にわたるネパールの仕事（一九九六年から二〇〇一年）についた時もドラマ好きは続いた。

パレスチナでは二時間で見切りのものが多かったのに対して、ネパールでは連ドラ系にはまった。

当時見たもので覚えているのは、「ＧＴＯ」とか「ショムニ」とか。ネパールの某建設事務所に、日本から送られてきた連ドラ系のビデオが大量にあり、土日になると夜を徹して一シリーズを見尽くしたこともあった。

日本に戻ってきて驚いたことがあった。いろんなドラマで主人公だった、キムタクとかが実はSMAPというグループのメンバーだったということ。木をみて森をみない、とはこのことかと思った。

ネパールのカトマンドゥからボストンに一年行き、二〇〇二年に日本に戻ってからもドラマ好きは止まらなかった。つまらないという友人もいる。しかし、つい引き込まれてしまう。最近の例でいえば産婦人科医をヒーローとした「コウノドリ」とか。ドラマになるのは臨床医だけかと思っていたら「病理医」もドラマになってしまった。「俺の言葉は絶対だ〜」と自信満々の病理医を描いたドラマ「フラジャイル」である。

ここでつい「私が専門とする」と書いてしまったが、「誰が公衆衛生の専門家か」、となるとその明確な定義はしにくい。日本では、まずは保健所の医師、保健師などがそうである。厚生労働省や都道府県・市区町村の保健行政担当者、大学の公衆衛生関連教室の研究者なども含まれるであろう。予防機器を作っている産業界もまた、ある意味公衆衛生の担い手である。ところが、いわゆる臨床医が公衆衛生研究をすることもあり、公衆衛生と非公衆衛生の境界はあいまいである。

公衆衛生の実践に関しては、活動の成果がでるまでに時間がかかる。例えば、禁煙の効果や運動の効果を知るためには、数年から数十年待たねばならない。こうした理由によって、多くの日本人にとって、公衆衛生とはなじみがなく、人気もなく、ドラマにもなりにくい分野である。

一方、私がこれまで途上国で自ら経験し、あるいはこの分野に通達していた先達の話を聞き、学んできた公衆衛生には、ドラマティックなストーリーが満ち溢れている。おそらく、それは、結核や日本脳炎など、感染症による死亡が多かった時代に先達が生き、人の命を救うために命がけで取り組んだからであろう。予防できる手段があるのにもかかわらず、専門家がいないとか、ワクチンの値段が高いといった理由でそれが使われない。あげくのはて人が死んでいく。そんな国で私自身が働いてきたからでもあろう。

間接的にでも、公衆衛生のドラマ性がわかれば、この必須科目も捨てたものではないとわかるはず。自分の健康のためだけではなく、「みんなの健康」のために貢献できるような人がもっと増えてほしい。本書はそのために企画された。

登場人物は一三人。

最初は臨床から入り後に公衆衛生活動を実践した人たち。夫に性感染症をうつされ、日本初の女医になった荻野吟子。看護といえばまず最初にでてくる、フローレンス・ナイティンゲール。心の病に縛られ、一〇年以上も臥せった人でもあった。隔離差別を受けていたハンセン病患者に尽くした神谷美恵子。結核で倒れ、社会復帰が難しいと思われていた時代を乗り越えた人であった。佐久病院で農村医学をうちたてた若月俊一。共産党員と疑われ、一年の投獄生活を味わったことがあった。

次は教育分野から入り公衆衛生活動も実践した人たち。最初が識字教育をアジアに広めたジェームズ・イェン。「大学」という考え方を広義にとり、大学の外にある農村の暮らしの中に真に学ぶ場を求めた。識字教育からエンパワメント理論をうちたてたパウロ・フレイレ。それによって一五年間の亡命生活を余儀なくされた。その過程で被抑圧者が抑圧者を救うことの意義を示してくれた。

三番目は医学や法学から入りやがては政治家として衛生行政に尽くした人。深沢晟雄《まさお》は岩手県の小さな村、沢内村の村長。貧しい中、秘策を講じて乳児死亡率ゼロを達成した。外科医でもあった後藤新平。コレラ対策の経験などを経て、政治家となり、逓信大臣、内務大臣、外務大臣などを務めた。日本では病理学の父として知られるルドルフ・ウィルヒョウ。厚生労働省にたてつく報告書を作り、解雇されて後、政治家となり保健行政改革を行った。

四番目は哲学・思想の分野から公衆衛生に影響力をもった人たち。アルベルト・シュバイツァーは二〇代で哲学・神学博士の学位をとってから医学部へ。医師としてアフリカの医療に生涯をささげた。アフリカで医療を続けながらも哲学することを忘れなかった。伊藤邦幸はシュバイツァーの影響を受け、哲学・神学を学んでから医学部へ。卒後、ネパールの医療へ。外科医から公衆衛生医となり、活動を続けた。イヴァン・イリイチは医学界では脱病院化社会の提言で知られている人。貧困に苦しむ人を救おうとして真実を語ったがために教会を追われた。

最後は公衆衛生を専門とする公衆衛生医・岩村昇。公衆衛生エピソードの宝庫のような人。

これから始まる数々のストーリー。それを紹介する前に「公衆衛生の原点」についても少しふれておきたい。すぐストーリーの世界に入りたい人は、第一章を飛ばして、第二章から読み始めてほしい。

文献

1 丸山博『いま改めて衛生を問う』丸山博著作集二、農山漁村文化協会、一九八九年。

目　次

第二章　臨床編

第三章　教育編

第四章　政治編

第五章　哲学・思想編

第六章　公衆衛生編

第七章　ドラマティックな公衆衛生

第一章　公衆衛生とは「みんなの健康」である

1——公衆とは？

すでに紹介したように、公衆衛生の語源はPublic Healthである。古くから、日本語で「公衆」の後にくるのは三つあると言われてきた。便所、浴場、衛生である。一時は電話もあったが、今ではほとんど姿を消してしまった。

公衆便所はいまだに顕在である。公衆トイレと呼ばれることもある。それ以上のファンシーな名前はなくともこれは生き延びている。次なる公衆浴場という名は消えつつある。そしてスパとかに変わりつつある。

公衆衛生はどうか？

国立公衆衛生院が国立保健医療科学院になったこともまた紹介済みである。大学でも次々に公衆衛生学教室という名前は消え、健康社会医学などの名前にとって代わられるようになってきている。

では公衆衛生とは何か？　丸山博が六六年前に言っているように、公衆衛生にあたる英語Public Healthを平易に訳しなおすと「みんな」の「健康」となる。とすれば、公衆衛生学は「みんなの健康学」といっても良いはず。そんな思いからタイトルの一部に「みんなの健康学」とつけた。しかしまだなじみのない言葉である。古い学者はいやがるであろう。そこで、本書では、これから続く本文の中で、公衆衛生を使っていきたい。

「みんな」を意味するパブリックには、さまざまな解釈がある。日本では「みんな」とは「公」であり、その「公」には、「天皇家による」とか「政府による」という捉え方が昔からあった。それに対し、幕末の思想家・横井小楠（一八〇九―一八六九）は、庶民がつながって国家に対して抵抗するための主体という意味で「公共」の概念を見いだした（8　後藤新平の章参照）。

遅れて、一九五五年以降研究が続けられてきた公共哲学（パブリック・フィロソフィー）の分野においては、さらに一歩進んだ解釈が提言されている。政府（＝国家）によってだけではなく、国家と家庭の中間領域における「人々（みんな）の社会活動」によっても「パブリック＝公共性」が担われるとする見方である（文献1）。

2――みんなによるみんなのための健康づくり

「人々（みんな）の社会活動」という意味でのパブリック。これはとりわけ公衆衛生においては無視できない。

保健・医療サービスについてみてみよう。「政府による」といった時、サービスは病院とか保健所を介してなされるもの。保健・医療職による専門的サービスこそが、人々の健康づくりの鍵である、と思いがちである。

一方、「人々（みんな）の社会活動」によって公共性が担われるということは、どういうことか？　保健・医療職を専門としない人々によってもまた、他者に対して保健サービスが提供されうるという可能性を示唆している。

公共哲学を離れて、保健医療の現場をみてみよう。サービスの担い手としての「公衆」の可能性は世界保健機関（ＷＨＯ）によっても強く示唆されている。一九九〇年代、アフリカではエイズによって大量の人が死んだ。中には医師、看護師、助産師、さらに多種の保健・医療従事者が含まれていた。

こうして保健・医療従事者不足は危機に陥った。二〇〇〇年代、医師、看護師、助産師に限定するだけでも、世界で四〇〇万人の保健人材が不足していること。特に人口一〇〇〇人あたり、合わせて二・三人の医師、看護師、助産師がいない国が世界約一九〇ヶ国のうち五七ヶ国もあること。これらを「保健人材危機」報告書として、WHOが二〇〇六年に発刊した。

報告書の中でWHOは保健人材（ヘルスワーカー）を次のように定義している。

それが誰であるにせよ「健康を高める行為を第一の目的とする人」というものである。具体例として最初にでてくるのは母親である。病める子どもの面倒をみようとする母親はその子にとっての最初のヘルスワーカーであるというのである（文献2）。

他にも例はある。糖尿病患者はその治療経験を活かすことによって、ほかの糖尿病患者の役にたつことができる。介護してもらった経験のある高齢者は、体調復帰した後、自らの経験をもってほかの高齢者への介護ができる。

アフリカではエイズを引き起こすＨＩＶに感染した母親が、いかに自分の子どもをケアすべきかについて同じ問題をかかえる母親に指導している。これは「メンター（精神的指導者）プログラム」と呼ばれ、ジンバブエなどで行われている。

多くの人がこうしてヘルスワーカーとしての役割を果たしうる。その可能性を保証するために WHOは上記のようにヘルスワーカーを定義している。

公衆とは保健サービスを受けるだけの存在ではない。「公衆とその諸問題」を論じたジョン・デューイによれば（文献3）、「人間の行為は他人に何らかの結果をもたらす」。その結果は第三者に及ぶこともあり、公的な性格をもつ。保健に関して言えば、公衆もまたこうして他者にサービスを与えうる存在である。哲学からも医療の現場からもこのことは支持されている。

3――衛生とは？

次に衛生である。

衛生のもとになった英語はヘルス。

明治時代から、ヘルスは「健康」とも「衛生」とも訳されてきた。今日、一般的には健康の方がより頻繁に使われている。しかし、この二つの日本語訳は今でも共存している。

健康という言葉がより頻繁に使われるようになったのは、一九四七年五月三日に施行された日本国憲法によるところが大きい。

その第二五条で、「すべて国民は、健康で文化的な最低限度の生活を営む権利を有する」としている。

翌一九四八年に発効されたＷＨＯ憲章はどうか？

その第一条で、ＷＨＯは「世界のすべての人々ができる限り高い水準の健康に到達すること」という目的を掲げている。

ＷＨＯは同時に以下のような健康の定義を作った。

「健康とは、完全な肉体的、精神的及び社会的福祉の状態であり、単に疾病又は病弱の存在しないことではない」（昭和二六年官報掲載訳）。

このＷＨＯの健康の定義は今でも世界中で使われている。しかし無条件で、というわけではない。ためらいがちに使われている。

「完全な状態なんて無理！」。

これが大方の反応である。

定義にある「完全な」は英語の complete という形容詞の訳である。肉体的にも精神的にも社会的にも完全に整った人などいない。理想的すぎて、この定義にみあった健康人などいない？ そんな議論が長い間続いてきた。

そんな定義を作ることによって、ＷＨＯは世界の人々を不健康に貶めている、という批判すらなされてきた。

ところが complete には「全部そろっている」とか「すべての要素を含む」という意味もある。そうして読んでみると、解釈も異なってくる。肉体的に大丈夫であっても精神的に弱かったら「全部そろっている」とは言えない。また肉体的、精神的に強くても、社会的に不安定であれば、これもまた「全部そろっている」とは言えない。この三つがバランスよく整っている必要がある。それを踏まえると以下の訳の方が適切である。

「健康とは、身体的にも、精神的にも、社会的にもよく調和のとれた状態にあることをいう。単に疾病がないとか病弱でないということではない」（金永安弘訳）。

とはいうものの、英語圏でも同様の complete 解釈があり、いっそこの定義を変えてしまおうという動きがでてきた。

4――考え方しだいで健康になれる

二〇一一年英国医学雑誌（ＢＭＪ）上で、「健康とは、社会的、身体的、感情的な困難に直面した時、それに適応し自己管理できる能力」としたらどうか、という提言がなされた（文献４）。この定義は心血管疾患、糖尿病、がん、慢性呼吸器疾患等の非感染性疾患が主要死因である現代より現実的な響きがある。

世界の年間死亡者数五七〇〇万人のうち、約三分の二にあたる三六〇〇万人がこれらの病気のために死亡している。五〇歳を超えれば多かれ少なかれ、最低一つの病名をもっている。一つや二つ病名があっても、なんのその。病気に適応し、自己管理できればそれで健康としてもいいじゃないか、というのがこの定義の優れた点である。

この新しい健康の定義案に従えば、健康でいることはさほど難しいことではない。

基準を超えて血圧が高くなると病院では「高血圧症」患者という烙印を押されてしまう。そして自覚症状がなくとも「病人」にされてしまう。ところがこの新しい定義案によれば、食事・運動療法や薬でうまくコントロールできていれば、健康といってよい、というのである。日常的に支障はない。普通に仕事もできる。そして健康な自分でいられる。

糖尿病があっても同様である。多くの場合、血圧のように、十分コントロールは可能である。どんな病名があったにせよ、病名がついたというただそれだけで「病人になってしまった」と落ち込む必要はない。高血圧であれ、糖尿病であれ、あるいはがんに罹っていたとしても、それに適応し、自己管理できていれば、その能力を認めてその人を「健康」と定義しようというのである。

この試みは、少なくとも慢性疾患をもつことの多い成人に対しては、実に理にかなっている。そして、この概念のもとに今からすぐにでも「健康」になることができる。

5――公衆衛生とはサイエンスでありアートである

公衆衛生とはこれまで述べてきた「公衆」と「衛生」を合わせてできたものである。「公衆」も「衛生」も、これまで示してきたように、時代の流れの中で意味が変わってきている。

それにもかかわらず、今もなお古びることのない公衆衛生の定義がある。米国のウインスロー（一八七七―一九五七）によって発表されたものである。一九二〇年一月九日のサイエンス誌、三〇頁にその定義は書かれており、ウェブ上で全文を読むことができる。

公衆衛生とはサイエンスでありアートである。いずれも、組織化されたコミュニティの努力によって、疾病を予防し、寿命を延ばし、健康づくりと諸活動の能率を高めるためのものである。なお、組織化されたコミュニティの努力の対象となるのは以下の五つの活動領域である。第一に環境衛生（トイレの使用など）の改善。第二にコミュニティにおける感染症のコントロール。第三に衛生の諸原則に基づいた人々の教育。第四に疾病の早期診断と予防的治療のための医療と看護サービスの組織化。そして最後に、コミュニティに住む一人一人が健康であり続けられるように適切な生活水準を保障できる社会制度の開発である（原文を意訳）。

公衆衛生はサイエンスでありアートである。サイエンスの香りを残しながらも本書はアートの部分に注目している。サイエンスとは、例えば、さまざまな研究によって、ワクチン、薬（抗生物質など）、保健活動（禁煙活動）の有効性を客観的に示すことである。アートとは、例えばサイエンスだけではどうにもならない部分を支える知恵や、昔ながらの技術、あるいは政治的な決断等である。

本書でとりあげるのは、その生涯において、公衆衛生の進歩に尽くすことになった先達のストーリーである。

ここに紹介する一三人のうち一二人はいわゆる公衆衛生の専門家ではない。すべて他界した人たち。もし生きていれば、まさか私が公衆衛生の専門家だった覚えはないとクレームをつけてくるかもしれない人たちである。

しかし少なくとも私の経験から言えば、本書で紹介するすべてが、公衆衛生を自ら実践し、かつ公衆衛生をドラマティックに生きた人たちである。

医学や看護学の臨床から入った人。教育から入った人。政治家として、公衆衛生の実践をした人。哲学・思想と公衆衛生をつないだ人。最後に一人だけ、自称・他称、公衆衛生の専門家に登場してもらう。

みなそれぞれに多彩な活動をした人たちである。上記のように単純化してカテゴリー化するのは危険である。しかしながら、本書では上記五つのパターンにわけて、一人一人のストーリーを紹介したい。

6――秘話：ＷＨＯ健康の定義はどのように作られたか？

その前に、試しにひとつだけ、ストーリーを。

「健康とは、身体的にも、精神的にも、社会的にもよく調和のとれた状態にあることをいう。単に疾病がないとか病弱でないということではない」（金永安弘訳）。

すでに上で紹介したＷＨＯの健康の定義の日本語訳である。

このこと自体、さしてドラマティックではない。ドラマティックなのはこの定義の成り立ちである。

ＷＨＯの第三代事務局長（一九七三―一九八八）のハーフダン・マーラー氏によれば、この定義は第二次世界大戦時、レジスタンス運動を行い、後にＷＨＯ職員となった人物によって作られた（文献５）。

その人物はレジスタンス運動をしている際に、これまでにない健康感を得ることができた。精神的に満ち足りた感覚を味わえたという。ＷＨＯの定義ができるまで、健康とは身体的要素だけが強調されがちであった。体が丈夫であれば健康、というわけである。しかし、この運動家の経験から、「精神」という要素が加えられた。

一方、レジスタンス運動にかかわることによって、もし自分が殺されてしまったら、家族はどうなるか？

そんな不安もあった。

その時、レジスタンス運動の同志が、「もしお前が死んでしまったら、家族の面倒をみてあげよう」と言ってくれた。家族を含む社会もまた健康にとって重要な要素である、ということを実感できた。そして「社会」という要素が加えられた。

「身体的、精神的、社会的に…」というのはこの経験から来ている。一つ一つ完全である必要はない。しかし一つでも欠けてしまうと健康ではいられなくなる。そんな声が伝わってこないであろうか？

たった一人のレジスタンス運動家の経験である。しかし、生死の境をさまよいながら生き延びた人物の、深い、深い経験である。

一人の経験をもとに作られたＷＨＯの健康の定義は、新たな定義が提唱されている今でもなお健在である。そして、Public Health の中の Health がこれによって支えられている。

公衆衛生活動を支えるのは専門家、実践家、行政官だけではない。公衆と呼ばれる人々も、またかけがえのない健康づくりの担い手である。自分だけではない。みんなの健康づくりの担い手である。

7――体験から経験へ

さて、これまで何度も経験という言葉を使ってきた。フランス哲学者・森有正は「経験と思想」という書の中で、「経験」そのものが、「わたくし」という言葉を定義する…と言っている。さらに「経験」と「体験」には異同があるとも言っている（文献6）。

「経験と体験とは共に一人称の自己、すなわち「わたくし」と内面的につながっている。「経験」では、《わたくし》がその中から生まれて来るのに対し、「体験」はいつも私がすでに存在しているのであり、私は「体験」に先行し、またそれを吸収する。こういう本質的相違が存するのである。しかも、この「経験」と「体験」とは、内容的には、同一であることが十分にありうる。差異は一人称の主体がそれとどういう関係に立つか、によって決まるのである」。

たとえば、一六歳の高校生、安田さんは八一歳のおじいさんの介護の場面にでくわしている。そして、ぶっきらぼうで機械的な医療サービスしかしない医師と出会う。怒りが込み上げてくる。自分はそんなことのない、もっとやさしい医師になりたい。そのために医学部に入りたい、と思うようになる。大きな変化が自分の中からふつふつとわきあがってくる。安田さんにとってこの介護という出来事は「経験」となっている。新しい自分がそこで誕生している。

一方、同じく一六歳の高校生、山本さんは八二歳のおばあさんの介護の場面にでくわしている。しかしながら、おばあさんが医師に冷たくされていたとしても、安田さんのような内的変化は起こらない。そんなもんでしょう、世の中は、と思っている。この介護の出来事は、一つの体験として過ぎ去っていくだけ。内的成長は起こっていない。かといって、すべてにおいてそうというわけではない。四〇歳のお母さんが突然がんになり、同じような場面にでくわしたとき、その出来事は「経験」となるかもしれない。

これから紹介していきたいのは、さまざまな出会いによって、独自の「経験」をし、その人をつくりあげたと言える先達のストーリーである。これらのストーリーがもし読者自身の心を動かすことがあれば、それもまた一つの出会いとなるかもしれない。一つの「経験」として成長してくれるかもしれない。

文献

1　山脇直司「社会的保障論の公共哲学的考察」塩野谷祐一、鈴村興太郎、後藤玲子編『福祉の公共哲学』東京大学出版会、二〇〇四年、一頁。

2　World Health Organization: The World Health Report 2006 - Working together for health. WHO, Geneva, 2006.

3　デューイ、J著、阿部齊訳『公衆とその諸問題・現代政治の基礎』筑摩書房、二〇一四年。

4　Huber M, et al. How should we define health? British Medical Journal 2011; 343:d4163.

5　Jackson T, Mitchell S, Write M: The community development continuum. Community Health Studies, 1989; 8: 1989.

6　森有正『経験と思想』森有正全集一二、筑摩書房、一九七九年。

第二章　臨床編

荻野吟子

荻野吟子（一八五一年四月四日―一九一三年六月二三日）は、近代日本における最初の女性医師であり、女性運動家。特に公衆衛生課題としての廃娼運動に取り組み、私立大日本婦人衛生会も設立した。没後一〇〇年にあたる二〇一三年NHK「歴史秘話ヒストリア」でとりあげられた。タイトルは「あなたを助けたい～女医第一号　荻野吟子の恋～年下男性と恋に落ちた明治のキャリアウーマン⁉」。

フローレンス・ナイティンゲール

フローレンス・ナイティンゲール（一八二〇年五月一二日―一九一〇年八月一三日）は、イタリアのフィレンツェ生まれのイギリス人看護師。近代看護教育の生みの親。インドやイギリスにおいて公衆衛生分野でも先駆的な業績を残した。

神谷美恵子

神谷美恵子（一九一四年一月一二日―一九七九年一〇月二二日）は、精神科医。一五年間、長島愛生園でハンセン病対策のために活動。生きがいについての研究にも従事した。神戸女学院の社会学教授でもあり、ギリシア古典、ミシェル・フーコーの著書等の翻訳家でもある。

若月俊一

若月俊一（一九一〇年六月二六日―二〇〇六年八月二二日）は、長野県佐久市にある佐久総合病院を育て、日本において農村医学を確立した外科医。同時に農村における公衆衛生の改善に尽くした。二〇一一年、若月俊一と佐久病院の六〇年の歩みの記録映画が公開された。タイトルは「医《いや》す者として」。

1

荻野吟子

淋病が私を変えた

…人その友の為に己の命すつるハ是より大なる愛ハなし（「新約聖書」ヨハネ伝一五章）

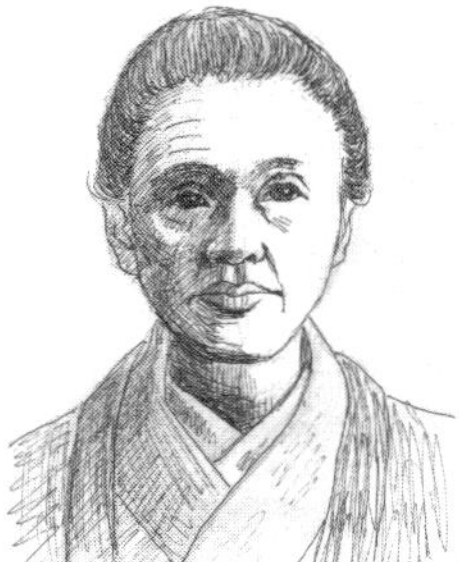

1——夫からうつされたさびしい病い

荻野ぎんは現埼玉県妻沼町の名家のお嬢様として生まれ、学問好きな子として育った。一六歳の時、大金持ちの子息と結婚。申し分のない組み合わせであった。

ところが「ぎん」は結婚してから二年後、夫から淋病をうつされ、すぐ実家に戻ってきてしまう。生きるか死ぬかという病いではない。しかし、まだ特効薬はない時代。淋病は激しい痛みと発熱を伴う「不治の病」であった。

淋病を字面で判断すると何か淋しくなる病気かと思う。しかしそうではない。「淋」には「したたる」という意味がある。何がしたたるかというと、尿である。淋病の原因である淋菌（Neisseria gonorrhoeae）は激しい尿道炎を引きおこし、それによって尿道が狭くなる。

狭くなった尿道から尿がしたたり落ちる様子は、雨降る林の中で、木々の葉から雨がぽたぽたと「したたり落ちる」様子に似ている。そこで淋病という名前がつけられた。

「ぎん」にとって淋病は自分をさびしくさせる病気でもあった。実家には戻ってきた。でも、

「どうして」などと言えるものではない。症状はつらい。特効薬はない。外にでることもままならない。ただじっと一人で苦しむしかなかった。

2――女医になりたい

明治三年一二月（一九歳）、「ぎん」は西洋医学の権威山口舜海（後の佐藤尚中）の治療を受けるべく順天堂医院にむかった。局所を診て治すという治療。恥部を見知らぬ男性医師の前にさらさねばならない。耐え難いことであった。

荻野吟子を主人公とした小説「花埋み」の中で渡辺淳一はその時の様子を想像して、以下のように描写している。

「…それからの数分のことをぎんは覚えていない。いやたしかにその時間があったことは覚えているが、羞恥と驚きのあまり、何も考えない空白の時間があった」（文献1、五五―五六頁）。

特効薬はない中で、西洋式に直に局所をみて治す。治療を続けていくうちに、症状は徐々に軽減していった。入院生活は二年続いた。その間病院では、同じ苦しみを背負う女たちが多くいることを知った。

恥ずかしい、というつらさから男性医師に診察されることを嫌い、病を悪化させ命を落とす女性もいた。淋病のため卵管機能障害による不妊症となり婚家から追われる女性もいた。淋病は女性の肉体を蝕むだけではない。社会に生きる人間としての尊厳を奪い取る病いでもあった。

この悔しい思いをなんとかしたい。自分だけでなく同じ苦しみを背負う女性をなんとか救いたい。悩みに悩んで、「ぎん」は大きな夢を抱くようになった。〝女医になりたい〟、と。

医学を学びたい！【原文】

「余の医業を勉学せんと思い付きしは余が自ら病に罹り二カ年の間面白くもなき病院の天井を眺め日々悲しき思いをなして涙を流せしが初めにて余は其時真に決したり若しこの病ひ平癒せし上は天下の病苦に呻吟する同胞姉妹のために全力を尽して医事を試むべしと」（文献2、五七頁）。

【著者意訳】「私が医学を学ぼうと思いついたのは、自ら病いに罹ってしまったからです。二年もの間、ただ茫然として病院の天井を眺め、日々悲しい思いで涙を流していました。その時初めて決心したのです。この病いを治したい。私の他にも同じような苦しみにあえいでいる女性を助けたい。全力を尽くして医学を学びたい」。

3――医学部に入学できない

二〇一六年現在、医学部で学ぶ女性の割合は増え、約三〇％とまでなっている。

しかし明治時代初期、女性が近代的な医師になるということは制度上許されていなかった。女医になるということは、不可能を可能にする、ということであった。

医学を学ぶ前段階として、いくつもの遠回りをしなくてはならなかった。まずは明治六年に上京。国学者で皇漢医の井上頼圀《よりくに》に師事した。明治七年には塾講師を、明治八年には東京女子師範学校（お茶の水女子大学の前身）の一期生として入学。この時、荻野ぎんは荻野吟子と書くようにしたという。以下小説からの引用である。

「ぎんは自分も含めて女達の名が犬でも呼ぶように簡単に扱われるのが前から不満であった。女の名は呼び易く、仕事を言いつけるに便利にしただけの符号にすぎない、といった考えが横行していた」（文献1、一二六頁）。

東京女子師範学校に入学できたということはよほど嬉しかったのであろう。

「…戸籍はぎんです。でも私の現在の気持ちは吟子にぴったりなのです。心機一転して新しい女性として進みたいのです」（文献1、一二六―一二七頁）。

この言葉はフィクションかもしれない。しかし、この頃荻野ぎんから荻野吟子に変わったのは確かである。女子師範学校で吟子は猛勉強し、明治一二年に首席で卒業。こうして、明治六年からの六年間、教養時代を送った。しかし、それでもまだ医学は学べなかった。

とはいうものの、徳川幕府体制が倒れ、新たな時代となった明治。社会の動きは激しかった。無理が通った時代でもあった。東京師範学校の永井久一郎教授紹介により、軍医監で子爵の石黒忠悳《ただのり》に女医の必要性を説得。それが契機となって現在の秋葉原にある私立医学校・好寿院について入学が許され、一つの不可能を可能にした。明治一二年七月、二八歳の時であった。

それから三年間、男子学生に混じり、医学修業に励んだ。男性用の袴、高下駄を履き、男装をしての通学、勉強。その苦労がどれほどのものであったかは小説以外の資料に乏しい。しかし、トイレでのいたずら、その他多くの障害があったであろうことは十分想定される。

しかも淋病は治らない病い…。

病いは時に悪化し、戦いは続けられていた。

4――医術開業試験がうけられない

三年間の学びを終え、明治一五年、荻野吟子は優秀な成績で好寿院を卒業した。それなのに今度は医術開業試験を受けられない。東京府で二回、埼玉県に一回、内務省に一回申請を繰り返した（文献2、五九頁）。

開業試験願書却下―嘆きと怒り【原文】

「…願書は再び呈して再び却下されたり。思うに余は生てより斯の如く窮せしことはあらざりき。恐らくは今後もあらざるべし。時方に孟秋の暮つかた、籬落の菊花綾を布き、万朶の梢錦をまとうのとき、天寒く霜気瓦を圧すれども誰に向かってか衣の薄きを訴えん。満月秋風独り悵然として高丘に上れば、烟は都下幾万の家ににぎはへども、予が為めに一飯を供するなし。…親戚朋友嘲罵は一度び予に向かって湧ぬ、進退是れ谷まり百術総て尽きぬ。肉落ち骨枯れて心神いよいよ激昂す。見ずや中流一岩の起つあるは却て　是れ怒涛盤滑を捲かしむるのしろなるを」（「女学雑誌」三五四号より、ページは不明）。

【著者意訳】「…またしても願書は却下されてしまいました。生まれてこの方これほどまでにつらかったことはありません。こんなにひどい苦難はこの先経験することはないでしょう。時は初秋…寒々としています。この寒さに耐える上着を誰に頼んで手に入れたらよいのでしょう。どこからも誰からも助けてもらえません。親戚も同僚も助けになりません。もうなす術がありません。万策尽きはてました。やせ細り、骨と皮になって、へとへとになってしまいました。それでも強い怒りはおさまりません。この怒りの矛先を一体どこに向けたらよいのでしょうか？」。

しかし、高島嘉右衛門の助けなどもあり、内務省との交渉がうまくいくようになり、ついに、明治一七年六月二〇日、内務省衛生局通達によって受験許可が与えられる。

また一つ、不可能が可能になった。

明治一七年九月の前期試験。他の女性三人と受験し、荻野吟子一人のみ合格。翌年三月後期試験受験。これも合格。

ついに公許女医第一号となった。三四歳の時であった。明治一八年四月八日号の官報にもその記録は残っている（文献2、六〇頁）。

5——女医としてついに開業

女医となってから開業する際は、以前ほど大きな障害はなかった。明治一八年五月、本郷の湯島三組町で開業した。自分が苦しんだ病いに罹った女性を、初めて、女医として診療することができるようになった。

女医が最も必要とされる分野として吟子は婦人科の他に産科、小児科（子どもを怖がらせないため）をあげている。女性の局所を診察することから、男医への受診を躊躇している女性患者を救うこと。それは「ぎん」の夢であった。その夢を吟子が実現させた。最も大きな不可能が可能になった。

吟子は、とりわけ女医が必要とされる場所として三ヶ所を提案した。第一に宮内省皇后担当医。

第二に警視庁の性犯罪被害者担当医。第三に地方各府県における病院の婦人科、産科、小児科である。しかし、これは今もなお部分的にしか実現していない。

6——臨床から公衆衛生へ

多くの患者を診る中、荻野吟子の関心は社会問題へと移っていった。二年間の入院経験からも、性病の根本原因は「淋菌」だけではないことを察していた。当時の公娼制度や結婚制度こそが問題の根っこにあった。

関心が臨床から公衆衛生に転換した、のは必然であった。公衆衛生は、一人ひとりの患者を診るだけでは満足しない。患者を生み出す社会的背景を明らかにし、かつその社会を変えて患者を減らそうとする。それが公衆衛生の使命である。

明治二〇年になると、私立大日本婦人衛生会を設立し、家内衛生思想を広めた。先立つ明治一六年、佐野常民、長与専斉らが大日本私立衛生会を設立していた。新たに婦人衛生会を始めたのは、女性が男性の補助をするための存在として留まることを嫌ったからであった。女性独自の独立した組織が必要と考えてのことであった。

「私立婦人衛生会雑誌」第一号から一五号までの編纂委員も務めた。社会に目を向けつつ、吟子はキリスト教にもふれ、明治一九年、海老名弾正による洗礼を受けた。同年に創立された東京婦人矯風会にも入会した。

矯風会は、明治一九年一二月六日、五六人のクリスチャン女性によって発足した会である。現存する女性団体としては最も長い歴史をもつ。機関誌「婦人新報」を発行し、一夫一婦請願や、からゆきさん引揚げ請願を毎年つづけた。

明治二七年にはその引揚げに備えるために土地を入手した。同時に身売りの可能性がある貧しい女性を対象に、保護・教育・自立支援などを行うため、慈愛館を設立した。

「福祉と運動は車の両輪」を理念とし、女性福祉の事業に力を注ぐ一方、公娼制度廃止、婦人参政権獲得運動など、女性の基本的人権のために大いに戦った（http://www18.ocn.ne.jp/~kyofukai/02history.htm）。

遡る明治二三年三月には、矯風会の風俗部長となり、廃娼運動の中心的な役割を担った。性病によって苦しめられている女性を生み出す根本原因としての公娼制度との戦い。それは、かつては極めて個人的であった問題を、政治的に解決していこうという活動の表れでもあった。

廃娼運動だけではない。女性の政治参加のための活動も行った。大日本帝国憲法が発布された翌明治二三年、帝国議会開会を前に政府は「集会及政社法」を公布し、女性の政治運動を全面的に禁止しようとしていた。矯風会はこの流れに逆らい、婦人の議会傍聴を認めない条項を撤回する運動を広げた。結果は実を結び、同年一二月に衆議院は女性の傍聴を認めることにした。

その後も荻野吟子は女性運動家として大きな役割が期待されていた。ところが、意外な行動をとることになる。

すでに紹介した、NHK「歴史秘話ヒストリア」のタイトルにあるように、明治のキャリアウーマンかつ日本人女医第一号の荻野吟子が、年下男性と恋に落ちたのである。そして、明治二三年、四〇歳の時、二六歳の同志社学生、志方之義と結婚した。

北海道にキリスト教の理想村を建設しようとする志方。従う吟子。夫の夢をかなえるべく、明治二七年、北海道開拓をめざして渡道する。しかし、志方の試みはことごとく失敗。そこで生活の資を得るため、明治三〇年、瀬棚村に荻野医院を開業する。明治三一年には淑徳婦人会を設立。会員に包帯の巻き方を教えたり、さまざまな社会活動を実践した。臨床と公衆衛生、その両輪を回し続けた。

また、淑女とは高潔なる心情の持ち主のことをいうのであり、貧富身分で決まるものではないこと等も説いた（文献2、七三頁）。

一方、志方は明治三八年、無理がたたり、死に至る。その後三年間、荻野吟子は北海道の瀬棚に残り女医を続けた。そして明治四一年一一月、五八歳の時に再び東京へ。

残された時間はあと五年。本所区小梅町に医院を開業し、吟子は穏やかな晩年を送った。社会的活動への誘いもあった。しかし、吟子は断り、親族に囲まれ、旧友と会い、静かな診療生活を送っていたという。

7——二つの言葉

おそらく荻野吟子でなくとも、誰かが近代の女医第一号になったことであろう。しかし、荻野吟子でなかったら、第一号の女医が誕生するまでにはもっともっと時間を要していたに違いない。夫から淋病をうつされ、男性のみの職業であった医師に診てもらうしかなかったことへの恥じらい、悔しい思い、それを乗り越えた努力が、新たな歴史を作った。

臨床医として歩む中、病気の社会的原因に関心が移り、やがては公衆衛生の手法を取り入れ、社会問題解決への道を歩んだ。

そんな荻野吟子が好んだ言葉が二つある。

一つは「常に真実を語れ」という言葉。

もう一つは「人その友の為に己の命すつるハ是より大なる愛ハなし」（文献2、七六頁）。「人その友の為に己の命すつるハ是より大なる愛ハなし」という新約聖書の聖句は、荻野吟子の墓碑銘でもある。

この聖句は自分自身のことを語っているのであろうか？　あるいは若くして理想郷の夢に破れ、道半ばで倒れた夫のことを意識しているのであろうか？

いずれもありうる。しかしその生涯を想うとき、荻野吟子を支えてくれた友や恩師や家族のことを忘れるわけにはいかない。

淋病に苦しんでいた頃、それでもなお、教育し続けてくれた松本万年。

その長女で男まさりの松本萩江。

女医になりたいとの思いを理解してくれた石黒忠悳。

苦学時代、嫁ぎ先から絶えず蔭の仕送りを続け支援してくれた姉、野口友子。北海道で発病した時は、熊谷の自宅に呼び寄せ転地療養もさせてくれた。志方の死亡後、吟子に強く離道を要請し、上京を決意させたのも彼女である。

荻野吟子の偉業はこれらの友や恩師や家族の支えなしにはありえなかった。「命をかけて」というほどではないにしても、心から自分を支えてくれた友への感謝の気持ち、それが墓碑銘にも刻み込まれたのであろう。

制度不在の中で女医になりたいという大きな夢を抱き、それを実現させた荻野吟子。夢が実現したのは、それが、彼女ひとりだけの夢だったからではない。当時、淋病に苦しんだ多くの女性の夢でもあったからである。そして、新しい日本の実現を目指した明治の夢でもあったからではあるまいか？

文献

1　渡辺淳一『花埋み』河出書房新社、一九七〇年。
2　広瀬玲子「荻野吟子―女医への道を切り拓いて」北海道女性医師史編纂刊行委員会『北の命を抱きしめて―北海道女性医師のあゆみ』ドメス出版、二〇〇六年、五五―七九頁。

2 フローレンス・ナイティンゲール

戦場での看護経験が私を変えた

…あなた方の間違いは神の計画の一部なのです（文献3、二六頁）

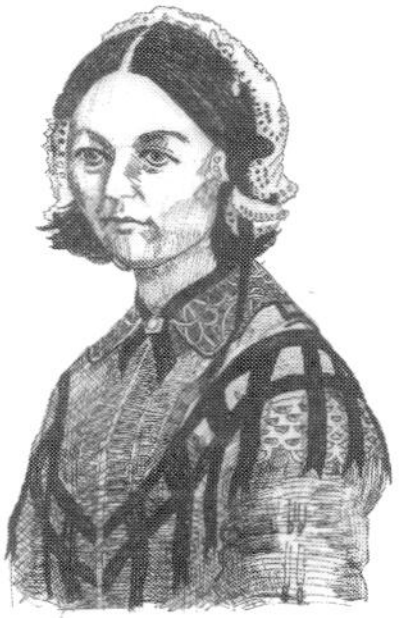

1――白衣の天使

看護師が白衣の天使と呼ばれるようになったのはフローレンス・ナイティンゲールに由来する。クリミア戦争の最中、病棟の夜回りを欠かさなかったことから「ランプの貴婦人」とも呼ばれたナイティンゲール。

確かに天使のような人であったのかもしれない。

当時、文豪でもあったギャスケル夫人が書いた手紙によれば、「フローレンス・ナイティンゲールは背の高い、姿勢のよい、ほっそりした人です。短か目の、たっぷりした栗色の髪、透きとおるような肌、灰色の瞳。その瞳は思い深げに伏し目がちです。しかしその目が快活に輝くとき、彼女のように楽しげな面持を私は見たことがありません…黒い絹の服の高い衿が細い白い喉もとを覆い、黒いショールを肩に掛けているその様子。たぶんあなたも彼女のたぐい稀な優雅さ、美しさが想像できるでしょう。それは聖女を思わせる姿です」（文献4、六一頁）。

2――看護師になりたい

ナイティンゲールは今風に表現すれば、大富豪のお嬢様。その点荻野吟子にも似たところがある。いや、それ以上のお嬢様といってもいいかもしれない。早くからヴィクトリア女王に謁見を許された名士であった。ところが当時、上流家庭のお嬢様が「看護師」になるというのは、とんでもないことだった。

「…〝看護師〟たちのうちには折にふれて酒を呷る者があり、飲酒以外にも好ましくない慣行が多少とも存在していた…」（文献4、九二頁）。

また、

「…看護学生の多くは医学生の愛人だという評判が立っていた」（文献4、九二頁）。

「看護師」は、病院で世話をする召使いのようなもの。専門知識のいらない職業として考えられていた時代でもあった。

それにもかかわらず、ナイティンゲールは一七歳の時、「自分の力を神に捧げるように」とのお告げを聞き、二四歳の時には看護に関心を抱いた（文献4、六七頁）。

とはいうものの、あまり世間で評判のよくない「看護師」になりたいとの計画を、現実は許してはくれなかった。一八四五年（当時二五歳）の妹宛の手紙の中に、その苦悩が示されている。

「…そもそもの最初から障害にぶつかってしまいました。ママがそれを聞いて震え上がったのです。ママとしても病院が物理的にひどい場所だから恐れているわけではなく、医師と〝看護師〟の関係をとやかく言い立てて反対したのでした…そんなふうで、さしあたって、今年は私としては何もできないでしょう—永久に何もできないかもしれません。でもいまのような生活を漫然と続けて、何になるというのかしら。私だって年々、年を取っていきますしね…計画が生まれてから崩壊するまでの間に、私の魂は枯死してしまうのではないでしょうか…このままでは私は塵にもひとしい、無益な存在です」（文献4、六八—六九頁）。

しかし、一八五二年五月七日（三一歳）、「世の苦しみを救え」との神の声を再び意識しはじめてから、看護への道も開けてくる（文献4、六七頁）。

家族から離れ、独立を目指すナイティンゲール。その思いを支えてくれようとする友人のサポート。ドイツのプロテスタント修道女のための訓練学校で三ヶ月の看護研修を終え、次いでパリで病院や施設の運営について学び、一八五三年八月、ナイティンゲールはロンドンにある慈善施設長の職についた。

看護に関心をいだいてからすでに九年、三三歳の時であった。その二ヶ月後、ロシアとトルコの間に戦争が始まった。翌年には、クリミア戦争へと発展していった。

3——看護師として戦場へ

「近代のヨーロッパにおいてもっとも不必要な戦争」。

このように称されたクリミア戦争は、一八五四年から一八五六年の間、クリミア半島を中心に展開された。フランスやイギリスを中心とした同盟軍とロシアが戦った大きな戦争であった。

クリミア戦争の悲惨な状況は「タイムズ」誌によってイギリス本国にも伝えられた。その状況をなんとかしたいと思い、ナイティンゲールは自ら「看護師」として従軍する決意を固めた。

向かった場所はクリミア半島の対岸、コンスタンティノープル近くのスクタリ。スクタリにあったトルコ軍兵舎をイギリス軍が野戦病院として使うようになっていた。

一九五四年一一月の始め、シスター二四名、職業「看護師」一四名とともにナイティンゲールは赴任した。当時すでに野戦病院は傷病兵で一杯であり、一ヶ月もたたないうちに二三〇〇人となっていた（文献3、三三頁）。

赤痢、コレラ、壊血病、凍傷、飢え…。一八五五年二月には、患者の四二％が死亡したという（文献4、二四〇頁）。

ところが、本国から送られてくるはずの物資の一部がスクタリ以外のところに誤送されてしまった。軍医長官からは「看護師」団の従軍を拒否され、やりたいこともやれぬ状態が続いた。ナイティンゲールはそれでも大いなる働きをなしていた。その様子は、本国で「過剰といえるくらい」宣伝された。ナイティンゲールは、まさにマスコミが作り上げた最初の「セレブ」となった（文献5、一四六二頁）。

4――看護か公衆衛生か

セレブとなったナイティンゲールの名声はイギリス全土を駆けめぐった。

一九五六年八月に帰国した時、自分自身、自分の成し遂げたことをひそかに誇りにも思っていたという（文献3、八頁）。

しかし、クリミア戦争から帰国して一二ヶ月後、三七歳の時に倒れ、その後一〇年以上もの間、ナイティンゲールは病床に伏し、沈黙の人となる。「看護師」として死を看取り、命を救っていたとの確信が崩れてしまったからである。

「クリミアの野戦病院における看護の総監督だったとき、自分をはじめとする医療スタッフが初歩的な衛生事項への注意を怠ったがために一四〇〇〇人もの兵士を死なせてしまった…」（文献1、六頁）。

兵士の死因の多くは戦争による外傷ではなかった。

看護ケアの失敗でもなかった。

公衆衛生対策の不備が主要原因であった。衛生管理の不備による伝染病が主要死因であったということが、調査の結果明らかにされたのであった。

クリミア戦争後、ナイティンゲールは、軍か民間の医療機関の師長となって、看護の仕事に戻る予定であった。戦時中つくられたナイティンゲール基金を使い、病院の「看護師」を訓練するつもりでもあった。実際基金の額は四五〇〇〇ポンドにも達していた。それによって現在に近い「看護師」養成体制も確かに整えられた。

しかし、ナイティンゲールはその主役としてもらえなかった。

あくまでも運営に関して協力する程度に留まった。クリミア戦争での真実を知り得た後の衝撃。看護に戻ることはできなくなっていた（文献3、八―九頁）。

病床に伏しながらもナイティンゲールは、力をふりしぼり、真実をできるだけ多くの人々に知らせることで、同じ過ちを繰り返さないようにしようとした（文献3、x頁〈前書き一〇ページ目〉）。

その現れのひとつが「病院覚え書き―第一版　一九五八年」である。その中で、ナイティンゲールは、死亡率に影響する条件として衛生の欠陥を指摘した。

「ひとつ屋根のもとに多数の病人が密集していること」、

「ベッドひとつあたりの空間の不足」、

「換気の不足」、

「光線の不足」である（文献3、xi頁〈前書き一一ページ目〉）。

公衆衛生看護の基本として、この覚え書きの教えは今もなお生きている。

5――インドの公衆衛生のために

その後、公衆衛生分野での貢献は加速化した。

患者をとりまく環境の改善への関心は、さまざまな分野に広がっていった。

当時イギリスの植民地であったインドにおける保健衛生への関心もその一つである。そして、現在もなお世界の貧困地域で十分導入してもよいと思われる提言をした。

「最小限の衛生改善が実現するまで、特定の村の村税が衛生関係に当てられるまで、またチフスとかコレラが流行している間は、他の目的への税金の充当は延期すべきではないだろうか？」（文献6、三三〇頁）。

道路対策が重視され、この提言は実現されなかった。しかしこの提言は、インド政府を強く刺激した（文献6、三三二頁）。

また保健問題を国家の重要課題とすべきであるという提言もした。

「予防しうる伝染病から国民の生命と財産を守ることは、犯罪者からそれを守ることについで、政府の責任である。重要性においてはより大きいとさえいえる。まずなすべきことは、政府を覚醒させることである」（文献6、三三二頁）。

この提言への取り組みはインド駐留軍の衛生状態検討委員会によって着手され、実践的な行動の源泉となった（文献6、三三二頁）。

一方、一般住民の健康問題への関心が低いことを憂い、住民向けの活動をも提言した。「民衆の間に衛生上の知識を伝える保健普及員制度の樹立、学校教育の中で衛生学の初歩的な知識を教える教科書の供給、女性、子供を含む読者を対象とする、あらゆる種類の衛生上の啓蒙書の出版」などである（文献6、三三三頁）。

6――イギリス国内における健康教育

公衆衛生の重要性を説いたのはインドに対してだけではない。七四歳の時に書かれた、ナイティンゲールの最後の論文は、イギリスにおける「町や村での健康教育」というものである（文献7、一五七頁）。健康教育は公衆衛生活動の中でも重要な活動項目である。ナイティンゲールは、農村衛生向上のため、時間をかけて、じっくり確実な働きをするように提言した。

「われわれは教えを受ける者たちに話し〝かける〟のではなく、しゃべり〝まくる〟のでもなく、〝ともに〟話し合わなければならない」（文献7、一五八頁）。

田舎に住む母親たちは家、庭、寝室、台所、居間などで、疾病予防のためのさまざまな活動ができる。その活動の実践のために、女性指導者が指導しようとする際、大事なのは、何よりも「共感」であることを主張した。

「…心と心が交わるときに、われわれは貧しい人々からいかに多くを学ぶことか、病院の患者からいかに多くを学ぶことか…貧しい人々の毎日の生活のいろいろな欠乏やもろもろの困難、あるいは誘惑や疲労などを知らずして、彼らの世界をまじめに知ろうとする努力なくして、われわれは彼らを援助できない…この仕事あるいは他のどんな仕事も、実施した講義の回数でその成功度を評価するわけにはいかない…個別訪問で〝なされた〟指導の結果、実際に現れた成果によってのみ評価可能なのである。そうした成果はいうまでもなく現れるまでに時間がかかる。しかし急がずに確実にやるというのが結局は勝利につながるいきかたなのである」（文献7、一八一頁）。

「〝…それでは一生かかっても足りないくらいだ〟という批判にはこう答えよう…何百年もの間迷信は行われてきた。何百年もの間不潔で不注意な習慣が着々とかつ根強く聞き伝えられてきた。

われわれがほんの数年のじみな持続的活動によってその何世紀にも及ぶ風習を変えることができるとしたら、ここに描いた過程はすすみが遅いどころか驚くべき速さであるといわなければなるまい。〝遅い〟とは果てしない話しかけ、つまり〝意味のない音〟、一方の耳から入って他方の耳から出てしまう言葉、を意味しているのである。出てしまわずに耳に残る言葉だけが仕事がのこした言葉なのである。〝報いがある〟言葉とは、冷静な頭の支持を受け、愛ある心にふるい立たされて、熟練した手が為す仕事である。心と心、そして手と手をつなぎあわせなさい。そしてあなたの仕事すべての精神であり生命である愛を与えつくすことを祈りなさい」（文献7、一八二頁）。

地味に、しかし着実に時間をかけること。これに似た言葉は、英国の植民地下にあったインドで、非暴力を武器に闘ったマハトマ・ガンジーも言っている。

「良きことはカタツムリのようにゆっくり進む。だから、自分のためでなく人々のために働く人は、いたずらに急がない。なぜなら、人々が良きことを受け入れるには、多くの時間が必要なことを知っているからだ」。

7——白衣の天使とは誰か？

ナイティンゲールが一生の間で「看護師」として働いた期間は約三年である。つらい思い出の残るクリミア戦争後は、真実を書き残す仕事、さらには公衆衛生分野での活動を続けた。しかし、看護のことを忘れたわけではない。看護の仕事に従事している友人たちに対して、終始一貫細やかな心遣いを示し、真の看護とは何かを問い続けた。

「〝白衣の天使〟とは誰でしょう？　天使とは、花をまきちらしながらそぞろ歩きする暇人ではありません。やんちゃないたずらっ子だって、ときにはそうするでしょう…〝白衣の天使〟とは、病棟の雑役婦、もしくは掃除婦たちと変わらず、人の忌み嫌う仕事をきちんと果たし、健康への復帰の道にある障害物を取り除き、汚水を捨て、患者の体を洗い、しかもめったに感謝されない人たちです。こういう人たちこそ、真の意味の白衣の天使なのです。彼女たちは患者にやさしい言葉をかけ、思いやりにあふれた態度で接します。厄介ばかり掛けつづけていた、怒りっぽい不平たらたらの患者がなくなったといって、エプロンで顔を覆って胸もつぶれんばかりに泣きくずれる、見栄えのしない〝看護師〟は、まさに天使です。一方…病棟を一巡したとき、以前生きていた子供が何人死んでしまったか知っていながら、平然としていられる〝看護師〟を〝白衣の天使〟と呼ぶなんて、まさに論外です」（文献6、三七六—三七七頁）。

（注　本書では原典で看護婦となっているのをすべて看護師とした。）

文献

3　ヒュー・スモール、田中京子訳、川島みどり解説『ナイチンゲール　神話と真実』みすず書房、二〇〇三年。
4　エドワード・クック、中村妙子訳『ナイティンゲール—その生涯と思想Ⅰ』時空出版、一九九三年。
5　Williams K: Reappraising Florence Nightingale. British Medical Journal 2008; 337: 1461-1463.
6　エドワード・クック、中村妙子訳『ナイティンゲール—その生涯と思想Ⅲ』時空出版、一九九四年。
7　湯槇ます監修、薄井坦子、小玉香津子、田村真、小南吉彦編訳『ナイチンゲール著作集　第二巻』現代社、一九七四年。

3

神谷美恵子

ハンセン病患者との出会いが私を変えた

…使命のほうがわれわれを探しているのであって、われわれのほうが使命を探しているのではない（ダグ・ハマーショルド『道しるべ』より）（文献8、七四頁）

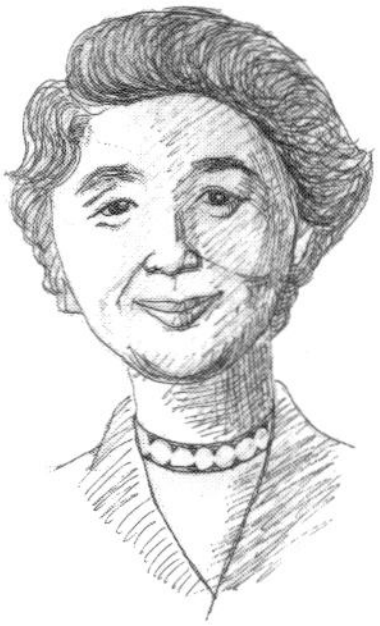

1——登校拒否の帰国子女

神谷美恵子は今風にいえば帰国子女である。

九歳から一二歳の間、父前田多門が国際労働機関（ＩＬＯ）の日本政府代表となったため、スイスのジュネーブで暮らした。また、当時国際連盟事務次長であった新渡戸稲造にもかわいがられた。スイスではジャン・ジャック・ルソー教育研究所の附属小学校に編入し、フランス語になじんでいる。そしてこの三年半のスイス時代が「私を日本人らしくなくしてしまった」と後に述べている。

しかしこの期間、自由な気風のもと、独学の習慣を身に付け、その習慣は生涯の資産となった。一二歳の時に帰国したものの、日本の学校になじめず、登校拒否。三ヶ月で転校。自由主義を謳っていた成城高等女学校に編入し、ようやく日本にも慣れ、一八歳で津田英学塾本科（現津田塾大学）に入学した。

キリスト教無教会主義の伝道師であった叔父の金澤常雄の主宰する研究会では聖書に親しみ、

いかに生くべきかについて、多くを学んだ。

2――初めの愛

津田塾本科二年生の頃のことである。当時塾長だった星野あい子先生の問いに、悩んでいた時があった。

「あなたは将来、何をもって社会のためにつくしたいと思いますか」、との問いに対してである（文献8、一三二頁）。

「さあ〜。先生にでもなりましょうか」と答えるものの、自分でも釈然としない。

当時は両親への反抗心があった。結婚などしないで生きていきたいと思っていた。そのためにはどんな生きかたをしたらよいのか、悩んでいた時でもあった。

そんな時、叔父の金澤常雄が「オルガンをひきにこないか」と、国立療養所・多磨全生園に誘ってくれた。ハンセン病患者の収容施設、そこで、ハンセン病患者との初めての出会いが与えられた。

全生園にいたのは「鼻のない人、下口唇が下へ下がったままの人、まぶたがしまらない人、松葉杖にすがってよろよろと歩く人、車椅子で運ばれてくる四肢のない人、よい治療薬もなかった頃だから、患者さんたちは見るかげもなく病みくずれていた」（文献9、七四―七五頁）。

「しかもこんな人たちが、たからかに賛美の歌を歌い、信仰によるよろこびの感想を次々と語っている。これはどういうことか、と私はふるえながらじっと聞いていた」（文献9、七五頁）。

集まりの席には三上千代さんという看護師さんがいた。

「患者さんたちの彼女に対する信頼の態度、彼女の彼らに対する庇護的な態度、それらに私の目と心は奪われた」（文献9、七五頁）。

「ああ、私もこの方のように、こういう患者さんのところで働きたい！　ここにこそ私の仕事があったのだ！　という心が強く深く湧きあがった。苦しむ人、悲しむ人のところにしか私の居どころはない、とすぐさま思いさだめてしまった」（文献9、七五頁）。

「らい*」との出会いに先だって、どうやって生きていこうかと悩んでいた時であったからこそ、心が何かを求めていた時だったからこそ、この出会いは運命的出会いとなった。出会いはまるで待ち伏せていたかのようにやってきた。そしてそれは「初めの愛」でもあった（文献8、一三八頁）。

ところが周囲はわかってくれない。星野先生も両親も猛烈に反対した。

結果として、「一年考える」という妥協案がまとまり、津田の大学に籍を置くことになった。

＊らい　神谷美恵子の時代、ハンセン病はらいと呼ばれていた。そのため神谷美恵子の著書の中では「らい」という用語が使われており、本稿でもそのまま引用している。なお、ハンセン病患者数は世界的に減少してきている。しかしながらブラジル、ネパールなどでは未だに人口一万人あたりの患者数が多く、公衆衛生課題となっている。

3――結核に罹患

ところがまもなく結核に罹患、すぐさま家族から批難の声があがった。

「まさか！　うちはそんな家系じゃないよ…そういって何度も口をついて出た言葉を、私は後年、らい患者の経験としてどれだけきかされたことだろう。当時結核はらいと同様に遺伝病として恐れられていたのである」（文献9、八四頁）。

遺伝病と言われていただけではない。結核は当時死に至る病いでもあった。医師は療養所入りをすすめた。神谷美恵子は山に向かった。

しかも一人で……。

「死ぬ前に人類が書いた偉大な書物をなるべく読んでおきたいと思って」（文献9、八四頁）。主治医の指示は栄養、よい空気、静養。特効薬はまだなかった。規則正しい生活を送りながら英国歴史、英文学史、言語学、音声学、英文法、シェイクスピアの名作に親しみ、読書三昧の生活を送っているうちに、一時は回復した。

が、またしても発病。治る見込みはない、との思いから、今度は世界の名著をすべて原語で読もうとの計画をたてた。聖書をコイネー・ギリシア語で。さらにギリシア古典のプラトン、ソフォクレース。そんな中で二二歳の時に得られた特別の出会いはローマ皇帝マルクス・アウレリウスの『自省録』であった。

「この中で皇帝は自己に語りかけているのだが、ふしぎなことに、それがそのまま私に語りかけられているような思いがした。かつて悩みのどん底にいるときに経験した一種の〝変革体験〟ともいうべきものの意味をここで初めて明らかにしてもらっているという感じである」（文献9、八九頁）。

そんな中、結核の新しい治療法としての人工気胸術を東京・江古田の中野療養所で受け、成功。そして思う、余生を何に使うか？

4――アメリカの親友マサ

何をなすべきか？　それは親友との出会い、語らいのなかで見えてきた。

一九三八年、二四歳の時、神谷美恵子はコロンビア大学留学のチャンスを得た。まずは大学院でギリシア文学を一年。その頃幸運にも、生涯の友、浦口真左（マサ）との出会いに恵まれた。そして彼女の一言で方向転換が始まった。

「…ほんとに健康が恢復しているのだったら、また医学をやりたいところなのだけれど」

「やれるじゃないの」マサがいった。

「あら、あなたそう思う？」

私は急に眼の前がさあっと開けたような気がした。

そう、私はやっぱり、医学をやるべきだったのだ。ギリシア文学は老後の趣味にしておけばいい。

「だって、あなたは時々、まるでねごとみたいに、〝病人が私を待っている〟なんていうでしょう？　妙なことをいう人だって、私、初めから思っていたわ」

この会話から方向転換への第一歩が始まった…その後、多くの反対をうけ、あきらめかけもしたが、それは決定的な一歩となった（文献9、一三八頁）。

5――医学部入学

コロンビア大学の理学部・医学進学コースに転籍したのは一九三九年、二五歳の時である。遅ればせながらのスタートではある。

しかし恩師・三谷隆正の激励をうけ、三〇歳で医学を学び始めたシュバイツァーをよき先達として、新しい挑戦が始まった。

ところが翌年、日米関係が悪化、さらに、日本で医師免許をとる必要も感じて、やむなく帰国。二七歳で東京女子医学専門学校（現・東京女子医科大学）本科に編入した。

一九四三年（二九歳）にはいろいろなことが起こった。父が新潟県知事に任ぜられ、両親は新潟へ。東京大学精神科の島崎敏樹と出会う機会があり、精神医学への興味をかき立てられたのもこの年。そればかりか同年八月には、「らい」経験をすべく、国立療養所長島愛生園に一二日間滞在した。
まだ医学のいの字も知らなかった一九歳の時とは異なる。結核患者としての自らの療養体験もしていた。とはいうものの、ハンセン病患者の悲惨は変わることはない。
その悲惨をみて感じた思いは、当時作った詩の中にも表されている。

……

運命とすれすれに生きているあなたよ
のがれようとて放さぬその鉄の手に
朝も昼も夜もつかまえられて
十年、二十年と生きて来たあなたよ

なぜ私たちでなくてあなたが？
あなたは代って下さったのだ、
代って人としてあらゆるものを奪われ

地獄の責苦を悩みぬいてくださったのだ。
ゆるして下さい、らいの人よ
浅く、かろく、生の海の面《おも》に浮かびただよい、
そこはかとなく　神だの霊魂だのと
きこえよき言葉あやつる私たちを…
（文献9、一八九頁）

ハンセン病患者のために働きたい。しかし父に許された医学部進学の条件は「らいには行かない」ということ。父の反対は未だに固い。結局は、精神医学を卒後の進路とした。

一九四四年九月、東京女子医専を卒業、一〇月には東京大学医学部精神科医局に入局。

そこで満足はしたものの、らいへの関心はすてられない。迷いは続いた。

戦後、一九四六年には日本と連合国軍総司令部（GHQ）との交渉における翻訳・通訳の仕事に従事。神谷宣郎との結婚。やがて長男、次男が生まれ、多忙な日々が続いた。

一九五一年、夫の大阪大学転任に伴い東京大学を辞職し関西へ。

将来また医学への復帰をしたいと思いつつも、家計を支えるため、神戸女学院大学英文科非常

勤講師となった。翌年は大阪大学医学部の神経科に研究生として入局した。

それがきっかけとなり、一九五六年（四二歳）九月、一三年ぶりに長島愛生園を訪れることが可能になった。一九五七年四月からは愛生園の非常勤職員に。

一九歳の「初めの愛」はこの時実現した。

愛生園で、軽症患者に「生きがいがない」という悩みを聞き、「生きがい」についての研究が始まった。患者が苦しんでいるのは、らい菌によって生じる身体症状だけによるものではない。誤ったハンセン病患者隔離政策。そこから生じる心の問題。生きがいの問題。単なる病気の問題を超える社会や心の課題との取り組みが始まった。

6——心の友

一九七一年、五七歳になり、神谷美恵子はまたしても病いに倒れてしまった。狭心症発作、一過性脳虚血発作を繰り返すようになった。自らの患者体験については六一歳の時、「看護教育」一六巻五号（医学書院、一九七五年五月）に、「医師が患者になるとき」というタイトルで掲載している。キー・センテンスだけでも列挙しておきたい。

「看護師は毎日の患者の気分に大きい影響を及ぼす」

「看護師さんは患者に毎日生きているという実感を与えてくれる」

「ベテランの看護師さんは患者の多くの不安を取り除く力を持っている」

「看護師さんこそ医療における人間らしさの最後のとりでである」（文献10、七―二〇頁）。

そして六五歳。自伝ともいえる「遍歴」の執筆を終えた年、神谷美恵子は天に召された。

「遍歴」の中の最後の言葉はこうである。

「最近数年間、子供たちは巣立ったので、私は家庭にあってほそぼそと書きもの、家事、散歩などしている。すぎこしかたをかえりみると、ずいぶん無茶をしたものだと思う。今はしずかな余生を与えられていてありがたい。それにしても生きるとはなんと重いことであろう。私は今らいの患者さんに一ばん親近感をおぼえている。彼らのところへ一五年ちかく通えたのは一生のよろこびであった。何もなしえなかったが、彼らの心の友とさせて頂いたことが光栄である。社会の底辺の人こそ最も大切にすべき人たちだ、との思いを深めている。一生、ちどり歩きのような遍歴だったが、彼らにめぐりあえて、交わりをつづけられたことを最大の恩恵と考えている。どうか彼らに最後まで恵みの与えられんことを」（文献9、二八一―二八二頁）。

7――別れの言葉

病床につき、自ら小さき者となっていくなかで、神谷美恵子は一つのささやかな目的をとげることができた。

二つの詩と二つの別れの言葉を紹介したい（一九七五年四月二五日夜半、六一歳）。

順めぐり

かつて　くすし　たりしものが
今にして　病める者となる
かつて　病める心を　みとりし者が
今にして　心を病みて
くすし　みとる者
身内から　いたわられ　ときにはあわれまれ

笑われる者となる
すべては　順めぐり
すべては　順めぐり

同志

こころとからだを病んで
やっとあなたたちの列に加わった気がする
島の人たちよ　精神病の人たちよ
どうぞ　同志として　うけ入れて下さい
あなたと私のあいだに
もう壁はないものとして

一方、長島愛生園の島田ひとし氏からの贈る言葉もある（文献11、一七二―三頁）。

先生に捧ぐ

……
代ることのできない私たちとのへだたりを
あなたはいつもみずからの負い目とされた
そこにはたしかに一人の医師がいた
私たちは、いまとなっては真実にめぐりあうために病み
病むことによってあなたにめぐりあい
あなたのはげましを生きることで
こうして
あなたとお別れする日をむかえなければならない

さようなら
神谷美恵子
さようなら

数々の出会いの中で、道を切り開いていった神谷美恵子。彼女が専門とした精神医学は、近年、

最大の公衆衛生課題の一つとしてとりあげられるようになっている。死亡数は少ないにしても長期にわたる有病率が高く、疾病負担がきわめて大きいからである。とりわけ、精神医学の専門家が少ない多くの途上国で、いかに地域社会が心の病をもつ人々を受け入れ、これを解決していくか？　これは大きな課題である。

神谷美恵子の生涯は私たちに一つの教訓を提示してくれている。苦しみを乗り越えるためには生きがいが大切であるということ。彼女のライフワークでもあった「生きがい」という日本語は、英語では「something to live for」と訳されている。

文献

8　神谷美恵子『人間をみつめて』みすず書房、二〇〇四年。
9　神谷美恵子『遍歴』みすず書房、一九八〇年。
10　神谷美恵子『人と仕事』みすず書房、一九八三年。
11　みすず書房編集部『神谷美恵子の世界』みすず書房、二〇〇四年。

4

若月俊一

佐久の農民との出会いが私を変えた

…医学は、抽象的な「医学」のお化けのためにあるのではない（文献12、一二五頁）

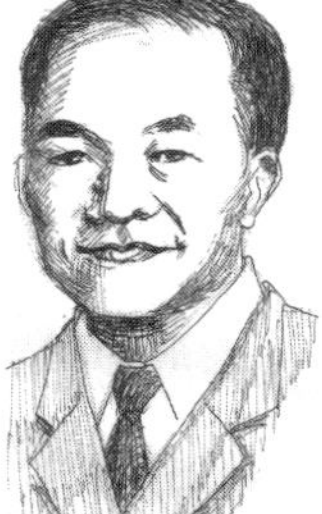

1――医学のお化け

若月俊一が佐久の農村に入ったのは第二次世界大戦敗戦前の昭和二〇年三月、三四歳の時であった。

スタートラインが遅い、かのように見える。

しかしながら、それに先駆け、工場労働者の健康問題・社会問題に関心を抱き、論文を書いている。おそらくはそれが一つの原因であろう。治安維持法違反者として逮捕・投獄、という経験もしている。

投獄後は昭和一九年一月から一二月まで拘留生活。

岩波新書で若月俊一の評伝を書いた南木佳士によれば、その経験が、「目だけが笑っていない」彼の笑顔の原因ではないかという。

小見出しの「医学」のお化けという言葉は一九五五年、日本農村医学会雑誌に掲載された論文に出てくる言葉である。

冒頭の引用箇所をもう少しくわしく見てみよう。

「……医学は、あくまで、人間のために、同時代の人々のために、国民のためにあるべきものだろう。少なくとも、臨床医家が、直接にそう考えるのに不思議はない。医学は、抽象的な「医学」のお化けのためにあるのではない」（文献13、二五頁）

若月俊一は「お化け」遊びが好きだった。「深夜、白い布をかぶって便所の中に立っていて宿直者をおどしたり、夜の手術室に隠れていて物を取りに来た看護婦をびっくりさせたりと…」（文献13、二二四頁）。

「医学」のお化け。お化け好きならではの言い得て妙な表現である。実はこれに似た抽象的なお化けは現在どこにでもいる。「医学」ばかりか、「公衆衛生」のお化けや「国際保健」のお化けまでもが世界を賑わしている。

2――佐久の農民との出会い

若月俊一は最初から農村にいきたいと思っていたわけではなかった。

拘留生活を終えた後、東京大学病院の大槻教授の薦めによって佐久に行くことになった。

「…君が主張したようにこの戦争はどうも負けらしい…僕は天皇の侍医だから、天皇といっしょに東京にとどまって死ぬつもりだ…しかし、君のような新しい考えをもっている者は、生きのびて国民のために尽くしてくれないか…新しい日本の再建のために、山の中で農民のために働く気はないか」。

獄中からでてきたばかり。一九世紀ロシアのヴ・ナロード（「人民の中へ」の意）の精神にも影響を受けていたこともあった。大槻教授の言葉を絶好のチャンスと捉え、佐久病院に赴任することにした。

しかし、いざ赴任してみると、想定外のことばかり。次から次へとやってくる重傷患者に手遅れの患者。きりがない。

当時、小海線の三反田駅付近の石切場で働いていた朝鮮人の胃潰瘍手術を治療した時の様子を見てみよう。赴任してきたばかりの昭和二〇年八月。その頃まだ難しいと言われていた手術はなんとか成功。しかし、帰宅後に看護師から連絡が……。

「(手術後)、急いで病院にいきましたが、すでに手遅れでした…私はあきらめきれず、患者のからだの上にまたがり、いつまでも人工呼吸を続けました…しかし、しだいに唇も頬も、しまいに顔全体が、紫色にかわっていきました…なによりも、その薄くあけた眼のひとみが、しだいに濁っていく…突然その眼のあたりに涙が流れているのを私はみました。それは私自身の涙でした。涙と汗が私の顔からしたたり落ちていたのです…俺は患者を殺してしまった。いくら手術がうまくいっても、死んでしまえば、殺したも同然だ。やっぱり手術すべきではなかったのだ。俺は殺人者だ」(文献14、二〇一一二五頁)。

「死体の処置をていねいにすませ、後悔と絶望にうちひしがれて、再び自分の家に帰ったのは、夜ふけの二時過ぎだったでしょうか…私は尿意をもよおして部屋からでていきました…便所にはいろうとして、ふとそのつきあたりの白い壁に眼をやって、ガク然としました。そこに彼がしょんぼり立っているではありませんか。そして、例のうす目をあけて、私の方をじっと見ている…出たな、と私は思いました…」(文献14、二〇一一二五頁)。

3――臨床も公衆衛生も

　それからも手遅れの、特に胃ガンの患者があとをたたなかった。事態を何とかするためには、自ら村に入って行くしかない。ではそうすればよいのか？

　深く真剣に悩んでいると、待っていましたと言わんばかりに出会いが与えられることがある。そんな時出会ったのは宮沢賢治の言葉であった。

「農村で文化活動をするに当たって、二つのことを君たちにおくる。一、小作人たれ。二、農村演劇をやれ」。

　佐久病院演劇班の活動が始まったのはそれからすぐのことであった。演劇によってわかりにくい公衆衛生をわかりやすくする実験が開始された。とりわけ人気があったのは「白衣の人々」。第一幕では、盲腸が破れ汎発性腹膜炎の患者が病院に運ばれてくる。無医村で一〇日間もそのまま放置されていた患者である。

　これから食事というところだったので、看護師がぶうぶういう。が、やむなく手術開始。

いったん手術はうまくいったものの、最後の第五幕となり、患者の状態が悪化し肺炎のため死んでしまう。

医者が叫ぶ、「いっそ手術しなかったほうがよかったんじゃないか」。

看護師も叫ぶ、「先生、わたし今日こそ保健師になりたいと思いました。わたし保健師になって、無医村に行って…予防の医学をするために働きたいと思います」。

医者「そうだ、それがなくては本当の農村医療など確立できやしない。盲腸を切る医者だけじゃだめなんだ。盲腸を早く発見し、できるなら病気をあらかじめ防ぐような組織が、どの町や村にもできるようにならなくちゃだめなんだ…」（文献15、二五一―二七頁）。

こうして演劇は続けられ、佐久病院は農民の心をつかんでいく。しかし、農民に残っている、根強い迷信との戦いは続いた。例えばこんなことがあった。

「ある村での講話で…農民の栄養の摂り方には偏りがあると話した。…植物性の脂肪を摂らねばいけないから、ゴマを栽培してみたらどうかと勧めてみた」

ところがすぐクレームがついた。

「病院に帰るとすぐに村長から電話があり、この辺りでは武田信玄がゴマの葉で目を突いたので、ゴマを作ると信玄の祟りで米ができなくなるという言い伝えがあるのだ、と諭された」（文献13、一〇一―二頁)。

「農村のなかへ」いくことには成功した。学ぶこともできた。では、農民のもつ非健康的な文化を健康的な文化に変えていくためにはどうしたらよいのか?

臨床に限界を感じ公衆衛生活動を開始した。演劇は大成功だった。しかしそれだけではまだ足りない。別の工夫が必要だった。

4――援助から協力へ

検討を重ねたどり着いた結論は、援助として単に「与える」だけから「協力」への価値の転換であった。

「農民の健康を論ずる場合に、健康を収奪された封建時代の「百姓」の歴史的背景を忘れることはできません。植え付けられた「非健康的」、「非人間的」な百姓精神は、まだ根強く、現在の農民の中に残っております。私たちがしんけんに農民の健康を守ろうとすれば、まず、この農村の幽霊と闘わねばならぬことを知るでしょう。しかも、これと闘って、真に「人間性」と「健康」をとり戻すためには、一緒になって彼らの上にのしかかっている独占資本制の重圧全体とも闘わねばならないでしょう。しかし、これはとうてい医師や学者や文化人だけのよくするところではありません。しからば、この解放は誰が実践するのか。歴史は率直に、それが農民自身であり、それが主体でなければならないことを教えております。…その正しい認識の中で…「与える」から「協力」への発展が（必要となってきます）」（文献12、三七―三八頁）。

この声は専門家批判へもつながっていく。「小説『複合汚染』から学ぶもの」というエッセイの中では、専門家だけに頼り切りがちな現状を批判している。

「素人はだまっておれ、専門家にまかせておけば、と何人が言いきれるか。現にいままでいわゆる専門家にまかせておいたからこそ、今日のような不測のいろいろな公害の事態が起きたのではなかったろうか…例えば、農薬に関しても、…農薬専門家は、農薬の利用を、農業生産の増強という点においてのみ論じてきた…そして今日起こっているようないろいろな「公害」的危険を予想するどころか、むしろそれを否定することに力を尽くしてきたのである…水俣病にしても、イタイイタイ病にしても、スモン病にしても、多くの悲惨な結果と尊い人命の犠牲が起こってからのち、はじめて社会の問題になったのであるが、これをとりあげたのは、いずれも専門家でも医者でもなかった」（文献13、一六三―四頁）。

公共哲学の発展によってPublicの新たな概念がおそらくはまだ広がっていなかった時代に、いわゆる素人の健康づくりへの役割を強調したこの発言は貴重である。

みんなの健康は、みんなで守っていかなくてはならない。

公衆衛生の精神がここで高らかに語られている。臨床は与えることに価値を置く。一方、公衆衛生は協力することに価値を置く。

5——農民もまた健康づくりの担い手

農民とともに歩くためには、どうしたらよいか？

医師や看護師のみがいくらがんばってもそこには限界がある。農民の中にもまた歩くだけの力がなければならない。農民によって、専門家が助けられるということがあってもよい。

そして、そんな出来事は佐久病院の巡回診療の中で経験された。

「ある時、山の中の巡回診療で、農民となにかの話をしているさいちゅう、家畜には健康台帳（いわゆる家畜台帳）があるのに、一番大事な人間様の方には、そういう記録がない。不合理じゃないか、ということになった。家畜には体重から遺伝の関係、病気の経過、予防注射などの記録をする家畜台帳があるという。そういえば、畜産、酪農の農家などは家畜の飼料はもちろん…保健について私などが驚くほどいろいろと勉強している。ところが、自分のからだや子供の健康のことについては全然知っていない。牛の浣腸はできても、子供の浣腸はできないのである。これは農民の健康犠牲の精神の何よりのあらわれだ。人間こそ健康台帳を作るべきだ、人間の場合は、自分で書き込む健康手帳がぜひ必要だということになった」（文献15、一五七—一五八頁）。

これがきっかけで、昭和三四年七月、八千穂村（現、佐久穂村）の全村健康管理が始まる。しかし道筋は容易なものではなかった。

6——制度か知恵か：発想の転換

日本で国民皆保険制度が成立したのは今から五五年も遡る昭和三六年のことである。この制度が普及する前の昭和三二年、それまでの制度の改定があった。

当時の日本はまだ貧しく、お金がないために病院にいけない人たちが多くいた。そこで貧しい患者に対しては、村が医療費自己負担分を立て替え、患者に現金ができたところで村に返せばよい、という制度があった。それによって、貧しくとも安心して病院にいくことができていた。

しかしながら国全体としては、お金を返済できないケースが多かったのであろう。当時の厚生省はこの制度を変え、医療費自己負担分をその場で支払ってもらう窓口徴収制度を開始しようとした。

国の政策としては正しかったのかもしれない。しかし貧しい村にとっては困った制度である。佐久病院の近くにある八千穂村は反対した。一年間反対し続けた。

しかし一年が限界であった。ついにあきらめるときがきた。とはいうものの、転んでもただでは起き上がらなかった。知恵をもって、発想の転換をした。

「医療費を払えないのなら、いっそ病人にならないようにしよう」、という発想の転換である。

そして二つの柱からなる健康づくり運動が始まった。第一に、若月俊一と農民との協力によって始まった人間相手の健康手帳と健康台帳の導入。第二にすでに佐久病院が行ってきた演劇や映画による健康教育活動の活性化である。

結果として、八千穂村では医療費を大幅に削減することができた。患者はなくなりはしなかったものの、手遅れ患者が減り、医療費を抑えられたからである。この活動は、やがて日本全体に広がり、地域医療の先駆的な活動ともなった。

この他にも、戦後国内では初めての患者給食が始まった。日本で最初の患者権利宣言といわれる「患者の権利と責任」の掲示、「病院まつり」の開催、農村医学夏期大学講座の開設など、数々の先駆的な活動が佐久病院でなされた。

研究面では、日本農村医学会を設立し、農薬中毒の研究なども進めた。

臨床を超えた公衆衛生の分野で、実践と研究をリンクさせようとした若月俊一の思いは、昭和一六年（三一歳）頃、まだ佐久に行くことを夢にも思っていなかった頃に書かれた「我は偸盗（盗人）」という詩の中にうかがい知ることができる（文献13、六八―六九頁）。

7――我は偸盗

赤レンガの古き建物、
ゴッシック風のアーケード、
銀杏並木の上に高く、

大学の時計台はそびえたつ。
されどここにはすでにヒューマニティはなし。
世俗を超越すと口にはいえど、
内実はインテリの利己と排他、
露骨なる立身と出世の欲望のみ。

中略

我もし民衆の友たらんとせば、
今こそこの大学の宝庫の中より、
真の宝石を選びて身に付くるべし。
真の技術と学問を盗み出して、
民衆の中にもどるべし。

愚かしくわが大学とののしれども、
ここには有史以来の文化的遺産あり。
それこそ民衆に捧ぐべき宝物に非ずや。
しかり、まさにこの宝物をもち去るべく
我は偸盗となるべし。

自らを偸盗（盗人）というものの、若月俊一はただの偸盗ではなかった。愛情をこめて佐久の人々に接し、愛情をもって地域医療の向上に尽くした。「愛情こそが最高の技術」、これは若月俊一が残してくれた遺言の一つである（文献16）。

文献

12 若月俊一『農村医学』勁草書房、一九七一年。
13 南木佳士『信州に上医あり―若月俊一と佐久病院』岩波書店、一九九四年。
14 若月俊一『若月俊一―農村医療にかけた三〇年』日本図書センター、一九九七年。
15 若月俊一『村で病気とたたかう』岩波書店、一九七一年。
16 若月俊一『若月俊一の遺言：農村医療の原点』家の光協会、二〇〇七年。

第三章　教育編

ジェームズ・イェン

ジェームズ・イェン（Y. C. James Yen, 一八九三年—一九九〇年）は、中国四川省に生まれた教育者。さらに公衆衛生活動にも取り組んだ農村復興の運動家である。アルバート・アインシュタイン、ヘンリー・フォード、ジョン・デューイ、ウォルト・ディズニー等と一緒に、一九四三年、卓越した「現代の革命的業績」を称えたコペルニクス賞を受賞した。中国で大規模な識字教育運動や農村改建運動を開始。それを台湾、フィリピンその他の諸国まで広げる努力をした。

パウロ・フレイレ

パウロ・フレイレ（Paulo Freire, 一九二一年九月一九日—一九九七年五月二日）は、ブラジル北東部ペルナンブコ州の州都レシフェ市生まれの教育思想家。フレイレのエンパワメント理論や意識化の概念は今もなお公衆衛生分野に影響を及ぼしている。識字教育を介した社会変革を実施。それが原因で一時軍事政権によって国外追放される。民主政府成立後に帰国し、サンパウロ市教育長などを勤めた。

5

ジェームズ・イェン

クーリーとの出会いが私を変えた

…真の独立は贈り物として受け取るようなものではない。人々にそれを手渡してあげることはできない。独立は人々によって勝ち取られなくてはならない。（文献１）

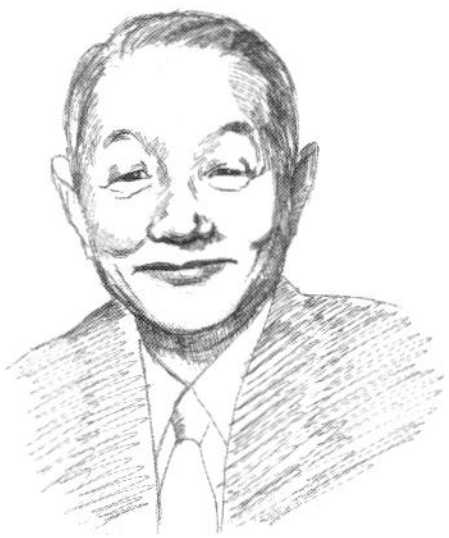

1――クーリー（中国人単純労働者）との出会い

中国に生まれ、ミッション・スクールでの学びを経て米国に渡ったジェームズ・イェンは、まずはオハイオ州のオバーリン大学へ、それからイェール大学に進んだ。

歌が上手で、Yale Alumni Weekly 誌では、「おそらく西洋人が聞いても十分に満足のいく歌をソロで歌える初めての中国人」として紹介されている。

一九一八年の夏、イェール大学卒業直後のことである。ジェームズ・イェンは、八人の中国人やアメリカ人同級生とＹＭＣＡの仕事をするために船でフランスに向かった。ちょうど、第一次世界大戦が終わりを告げようという頃のこと。彼の生涯の方向性を決定的にしたのはこの二五歳の時のフランス経験であった。

仕事はフランスでの塹壕作りや戦場での建築作業をするクーリーの監督。クーリーとは中国語で「苦力」と書く。多くは字の読み書きもできない単純労働者であった。

一方、ジェームズ・イェンは父祖四代にわたる教育者の家系に属し、父親は地元に私立学校を開設するほどの人であった。イェール大学まで出た、いわば学者階級である。

彼にとって、クーリーは、中国人といっても、それまで別世界の存在。接することもなかった。

2——手紙を書いてください

いざ接してみると、クーリーが彼に期待していたのは、故郷の家族や友人に手紙を書いてあげることであった。頼まれるがままに手伝いをしながら、字の読み書きを教え始めた。

小説『大地』を書いたパール・バックが、ジェームズ・イェンについてこう語っている。

「ジェームズ・イェンはクーリーたちが紙の上で、漢字を使って何かを表現した時、誰もが無知で助けようがないと思った。しかし、実際にクーリーたちを見ていくと、強く、力に満ち、能力もあるということがわかってきた。読み書きができないというのは彼らの責任ではない…。読み書きはできない。だからといって無知ということではない。鋭く、深く考えることはできるし、フランスで見たことを、きわめてよく理解している。ユーモアもあるし暖かい心も持っている…

そうして教育を続けているうちにジェームズは自分の魂が揺さぶられてくるのを感じた。彼らに何かを教えるのは確かにやりがいがあることだと思うようになった」（文献2、一五―一六頁）。「千里の旅も一歩から」。こう繰り返しながらジェームズ・イェンが悩んだのは、やっかいな漢字をいかに簡潔化するか、ということであった。漢字の数は四万字以上。読み書きの基本を学ぶには五〇〇〇字は学ばないといけない。それをジェームズ・イェンはなんと一〇〇〇字にまで減らした（後に、二〇〇漢字を追加する）。

その結果、開始後四ヶ月もたたぬうちに、三五人が読み書きできるようになった。この運動をさらに推し進めるために、一〇〇〇種類の漢字だけを使った新聞「中国労働者週刊誌」（The Chinese Laborer's Weekly）をパリで発刊した。

容易な作業ではなかった。いつまで続けていけるかわからなかった。しかし、今起こっている戦争のことすらよく知らぬままに、多くのクーリーたちが、ただただ働いている姿をじっとみているわけにはいかない。彼らのためにもっともっと情報を与える必要があった。

3――クーリーからの一通の手紙

そんな時である。ジェームズ・イェンは一通の手紙を受け取った。

「偉大なる教師、イェン先生、この週刊誌が発行されたおかげで、私はお天道様の下で何が起こっているのかをすべて知ることができるようになりました。値段も一サンチーム（一フランの一〇〇分の一）と安いのでとても助かります。でも、これでは長くは続かないでしょう。私がフランスに来てから三年間働いて貯めたお金が三六五フランあります。ぜひこのお金を寄付したいと思います。どうぞ役立ててください」（文献2、一七頁）。


この手紙をもらった時のことを、ジェームズ・イェンはパール・バックにこう語っている。

「とても感動しました。そして、私の生涯を、彼らのためにもっともっと役立てたいと決心しました。その時からクーリー（苦力）という言葉は、私にとって新しい言葉になりました。クーリーとは苦しい力と書きます。そんな彼らを「苦しみ」から解放し、「力」を勝ち取ってもらうための手助けをする、それが私にとってのクーリーの新しい意味となったのです」（文献2、一七―一八頁）。


この経験を経て、ジェームズ・イェンは「教育」の道を行くことにした。

一九二一年中国に戻り、自国で同様の運動を開始することにした。

翌年は「人民のための一〇〇〇漢字リーダー」というテキストをつくり、お寺、店、個人の家でも識字運動を始めた。その活動は数百万規模にまでも拡大した。

4――知識は増えたのに腹ペコ

識字運動を勧めていたジェームズ・イェンであるが、それだけでよいのかという声は内からも外からも聞こえていた。ある時、こんな声を耳にする。

「先生、おかげさまで私は字が読めるようになりました。近所の人はまだそれができないでいます。ところがお腹のなかはどうか、というと私も彼も全く同じくらいからっぽなんです」（文献3、一四―一五頁）。

そこで考える。「…我々はきわめて単純な方法で農民の頭に栄養を満たす仕事をしてきた。しかし、お腹を満たすための仕事は何一つしてこなかったのではないか」（文献3、一四―一五頁）。

これをきっかけに社会実験ラボを提唱した。

「化学者は化学実験のためのラボをもっている。物理学者も同様だ。私たちは社会に生きる人間の問題を取り扱っているのであるから、そのための社会実験ラボがあってもよいではないか？

そのためには、アンケート用紙をただ送りつけるだけではだめだ。我々自らが村のなかに入っていくべきだ。彼らを助けるためには、まず彼らのことを知らないといけない。そのためには、彼らのもとに出向いていかねばならない。彼らはどこにいるか？　国中どこにもある、きたない、貧しい村の中にいる」（文献3、一四―一五頁）。

そして仲間と一緒に、象牙の塔を離れ、村の中に入っていった。

約九年間の村での暮らし。多くのことを村人から学んだ。くらしに耐えられなくなって、離れた仲間も多くいた。自分がもっていた知識が村の中では全く役に立たず、離れた学者もいた。最後まで残ったのは三〇人だけ。農民の側にも疑心感があった。この実験はたやすいものではなかった。

5――識字教育から公衆衛生活動へ

しかしながら、村の中に入るという新たな決断と経験を経て、Ting Hsien 県で、四つの領域における新たな農村復興運動が始まった。教育、生計、保健（公衆衛生）、自治の四領域である。

特に保健分野で活躍したのは村落衛生士（village health worker）であった。まずは村の長が自分の村のなかから候補者を選ぶ。それから一〇日間の保健研修。そのあと一―二年にわたって定期的にフォローアップ研修を行う。研修を終えた村落衛生士は一〇種類の薬が入った薬箱を持って治療にあたる。一九二〇年代、いわゆる臨床医は七万五〇〇〇人に一人しかいないと言われていた。そんな時代にこのような村落衛生士の制度を始めたというのはまさに革命的な出来事であった。

保健研修の内容は以下のようなものであった。

- すべての出生と死亡の記録
- 天然痘ワクチンの紹介
- 認可されたデザインの衛生的な井戸の再建築
- 薬箱を用いた治療
- 手に負えない患者の病院照会
- 健康教育活動

インセンティブ（報酬）はわずかであった。しかし、仕事に誇りをもった村落衛生士は限られたインセンティブにもかかわらずこの活動を続けられた。活動後二年以内にTing Hsien県の予防可能な多くの病いを食い止めることができた。しかも年間の一人あたりのコストは一〇セント以下というものであった（文献3、二二一―二二三頁）。

ジェームズ・イェンはその後マグサイサイ賞を始め、多くの賞をもらい、似たような公衆衛生活動は彼の死後もなお世界の各地で続けられている。

6――再び、若き日に受けた一通の手紙の力

最後に、フランスでの活動中にもらった一通の手紙がどれだけ重要な経験であったか？　一九七九年（八六歳）の時の講演から紹介したい。

「あの一通の手紙が私の中に革命を引き起こしたのです。それまで何世紀にもわたり、私たちは農民―すなわちクーリーを、教育してもしょうがないと考えるのは当たり前と思っていました。彼らは愚かで怠惰だと思っていたのです。でも私は発見したのです。クーリー達はきわめて大きな潜在能力をもっているということを。塹壕掘の仕事を一二時間もやったあと、みなは私のいるキャンプにやってきました。夕食をとらないで、来てくれたこともあります。私の識字コースに

遅れたくなかったからです。そしてすぐ話し言葉の基本を身につけました。彼らに足りないのは脳みそではない、（それは神様がすでに与えています）、そうではなく学ぶ機会だということがわかりました。フランスにいた時も、そして中国に戻ってからも、私は政治家にも企業家にもなるまいと決めました。私の生涯を教育に捧げようと思いました。母国で教育を求めているすばらしい何百万人もの人々のために。開発を推し進め、解放を勝ち取る潜在能力を彼らは持っていました。私たちの基本哲学は救済ではありません。解放です。自尊心があり、勤勉な中国人の農民にとって必要なのは誰かから救済してもらう、ということではありません。みな涙をもって解放を求めているのです」（文献3、一二頁）。

7――Go to the people

最後に、地域保健の教科書などでよく引用されるジェームズ・イェンの「Go to the people」を紹介したい。

人々のなかにいけ
ともにくらし
そこで学びなさい
知っていることから始め
今あるものの上に何かを築こうとしなさい
何かをみせながら教えなさい
何かをしながら学びなさい
できあいの商品を選び取るのではなく、それをいかにつくりあげるかに心を向けなさい
中途半端にならない仕組みを考えなさい
救済ではなく解放をめざしなさい
最善の指導者とともに
一仕事を終えたとき
人々はみなこういうでしょう
「私たちが自分たちでやったんだ」と

文献

1 Yen J: Go to the people. Visionary and Development Catalyst. International Sharing, Special Issue, August 2006 (http://www.iirr.org/PDF%20Files/About%20Dr%Yen_Final.pdf).

2 Beck PS: Tell the people. Talks with James Yen about the mass education movement. International Institute of Rural Reconstruction. Siland, the Philippines, 1984.

3 Mayfield JB: Go to the people. Releasing the rural poor through the people's school system. Kumarian Press, West Hartford, USA, 1985.

6 パウロ・フレイレ

講演にきたある男性との出会いが私を変えた

…愛と革命は引き離せない（チェ・ゲバラ）

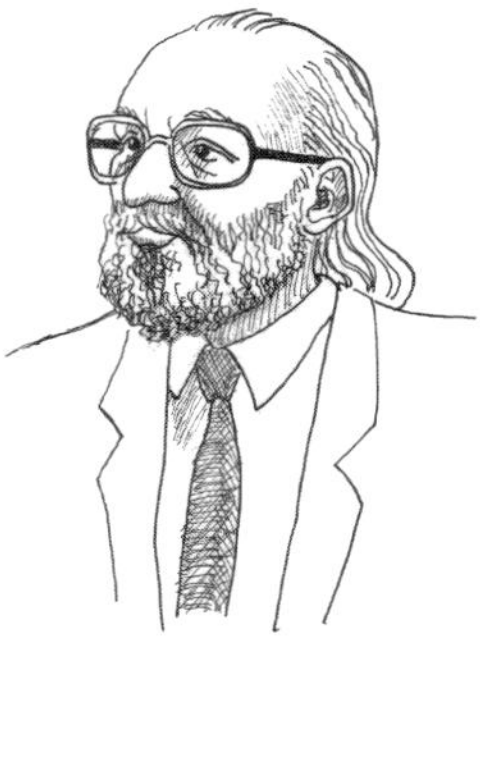

1――教育者として

パウロ・フレイレは家父長制文化の強いブラジル北東部の町レシフェで生まれ育った。初めて字の読み書きを学んだのはマンゴーの木の下。木の小枝をチョーク代わりに、地面を黒板代わりにして字を覚えていった。

一九三〇年、空前の不況によりレシフェから近郊のジャボアタンに移住。そこで飢えと渇きを経験し、一一歳にして飢餓との闘いに一生を捧げることを誓った（文献4、二五八―二五九頁）。

「もっと勉強したかったけれどもできなかった。わたしの家庭の経済状態がそれを許さなかった。教室で本を読んだり、先生の言うことに耳を傾けようと試みたけれども、ひどい空腹のために何もわからなかった…この経験がわたしにあらためて社会階級と知識との関係を教えた」（文献5、二三頁）。

二〇歳を過ぎてからはレシフェ法科大学へ。哲学と言語心理学を学び、卒後は中学のポルトガル語教師になった。一九四六年からは再びレシフェに戻り、五四年までの八年間、ペルナンブコ州「産業社会事業団（ＳＥＳＩ）」に勤務。フレイレによれば、ＳＥＳＩは「労働者の批判的意識を高めるためではなく、現実を見えにくくさせ、労働者階級が自覚的に行動することを妨げるために」設けられたものであった（文献5、二四頁）。

ＳＥＳＩをベースにジャン・ピアジェ等の研究を下地に、子どもへの暴力に関する持論を展開した。そして「親子の間での対話的で、情愛のこもった関係が体罰にとってかわらねばならないこと」を力説した。

しかし、二つの過ちを犯していた。

第一に、「ぼくの言葉を聞き手の言葉と擦り合わせる努力をせずに、自分の言葉を濫用したこと」。

第二に、「目の前の聴衆の厳しい現実に無頓着であったこと」である（文献6、二八―二九頁）。

2――僕はその男の名を知らない

ＳＥＳＩでの講演活動をしていた時のこと、生涯忘れられない出来事が起こった。

四〇歳くらいの、おそらくは年齢よりもずいぶん老けた感じの男が立ち上がり、フレイレの肺腑をえぐる言葉を発した。

「パウロ先生、先生は、ぼくがどんなところに住んでいるか、ご存じですか？　ぼくらのだれかの家を訪ねられたことがありますか？」（文献6、三〇頁）。

そう言って彼は家の略図を描きはじめた。

部屋なんて言えたものではない。体をおし込める狭苦しい空間があるだけの家だった。

「…先生、先生のお宅は一戸建てでしょう。いわゆる〝庭つきの家〟というやつ。たぶん、夫婦の部屋がありますね。それから居間と三人のお嬢さんたちの部屋…お二人の男の子の部屋もありますね…それから、先生には書斎…お話からすると、先生はずいぶん本を読んでおられて、もの知りでいらっしゃるようにお見受けしますから」（文献6、三一―三二頁）。

まさに図星…

別世界…

広々として快適な空間がそこにはあった。

「どうです、先生。ずいぶん違うでしょう…先生の場合は、疲れてご帰宅ではあっても、おなかを空かせることもなく、すくすくと美しく育った子どもさんたちがいます。わしらが家に帰って出くわすガキたちは、飢えてうす汚く、のべつまくなしに騒ぎたてている…わしらは朝の四時には目をさまし、辛くて悲しい、希望とてない一日を、また今日も繰り返さなければなりません。わしらが子どもを打ったとしても、そしてその打ち方が度を超したものであるとしても、それはわしらが子どもを愛していないからではないのです。暮らしが酷しくて、もう、どうしようもないのです」（文献6、三二頁）。

それから三二年たっても、フレイレはこの言葉を決して忘れることがなかった。言葉の中身だけではない。話の運び方、語法、声の出し方、身ぶり手ぶり、メタファー。男の声と姿はしっかりとフレイレに刻み込まれた。ついにその男の名前を知ることはなかったけれども。

この経験からフレイレは学ぶ。

「人びとにものを言おうとするのなら、教育者は、人びとが見ている世界をまず人びととともに見ることから始めなければならない」。

「進歩的な教育者は、すべからく民衆に語りかけねばならぬときも、それを、民衆に、ではなく、民衆との、語り合いに変えていかねばならぬのだ」（文献6、三三頁）。

二二歳から二九歳までの間、フレイレは時々、激しい悲哀と絶望感情にとらわれた。世界から拒絶され、世界に傷つけられたと感じる、理由のわからぬ苦悩に苦しめられた。そうして自らの苦悩に対する「考古学」的な発掘作業を続け、問題の実相をとらえることによって、問題は解決した。

しかし社会経済的な問題はそうはいかないんだとフレイレは言う。

「社会経済的な問題に関しては、どんなに透徹した、どんなに批判的な現実認識といえども、それだけでは現実を変えることはできない…ぼく自身の事例では、苦悩の原因を究明しさえすれば、それで苦悩は克服された…にもかかわらず、ぼくは言わねばならない。抑圧状況は、それをどんなに批判的に洞察しても、それだけではなお、非抑圧者は解放されない…労働者がつくろうとする製品のイメージをただ頭で思い描くだけではダメなのと同断である。つくらねば話にならないのだ」（文献6、三九頁）。

3――識字教育による意識化

ブラジル東北地方では一九六〇年代はじめ、三〇〇〇万人の住民の半数は字の読み書きや計算ができない非識字者であった。

そんな彼らが植民地主義をのりこえて自らの運命の主人となり、ブラジル社会の建設に参加し、能動的主体に変容するためには、まず彼らに言葉を与える必要があった（文献5、四一頁）。

そして、言葉を与えるために一つの実験を行った。

一九六二年、リオ・グランデ・ド・ノルテ州のアンジコスの町。フレイレによる最初の識字教育の実験がなされた。

結果は大成功。三〇〇人の農村労働者が四五日間で読み書きを習得した。

フレイレの識字教育の斬新さは、識字能力の獲得に有効であるというだけではなかった。特徴は二つ。

第一にさまざまな状況に即した解決策を探求し、〝自由な〟意識をそこで創造的に働かせるようにした。

第二に、意識化。ばらばらの個人の意識化ではなく、共通の限界状況に対して共同体が全面的に連帯し、共同体が意識化を経験できるようにした。

意識化によって人間は人間になる。つまり、人間が自己自身と自分の行動様式、思考様式を自覚できるようになることをめざし、それが達成された時、人間は自らの能力を発達させる。そして、単に自分のことだけではなく、他者の必要性をもかえりみるようになる。フレイレはそれを共同体の単位で実現させようとした（文献5、四四―四五頁）。途上国においては、女性が識字能力を有することが、草の根で働く保健ボランティアの資質向上や乳児死亡率軽減の大きな要因となる。フレイレの識字教育による意識化は、多くの途上国で実践され、公衆衛生レベルの向上や地域社会の活性化に寄与した。

フレイレに指導された識字教育ワーカーの仕事はどういうものだったのか？

彼らはノートやテープレコーダーを持ってフィールドに飛び出した。そして見るもの聞くものすべてに注意を払うことから始めた。

地域住民と親しくなり、人々の暮らしぶりや世界の理解の仕方について質問した。識字教育を受けるであろう人々が最も頻繁に使うことばのリストづくりもした。そして非識字グループの思考と社会現実がいかに表現されているかを明らかにしようとした。

こうして始まった識字教育は、ジョアン・ゴラール大統領と文部大臣に絶賛された。全国規模の成人識字教育を計画することとなり、一九六四年には二〇〇万人の非識字者のために二万の文化サークル設置が予定された。

しかし、その矢先、軍事クーデターがおこった。計画は中止。フレイレは「計画的な破壊分子」、「キリスト教とブラジル民衆に対する裏切者」との烙印を押された。七〇日間の獄中生活。ボリビアに避難。それからチリに亡命。苦難が続いた。

4――亡命者として

以後フレイレは一五年間の亡命者生活を送った。亡命者であるということはどういうことか？「おれは追われている、と思いたがる感覚。おれは秘密機関によってたえず付けられ狙われている、行く先々でだれかに尾行されている、という強迫観念、しかもその追跡者の姿は、おれにしか見えない、という思い」にとらわれ続けるのが亡命生活（文献6、四一頁）。そして、「…自分の中の葛藤する感情、欲求、立場、思い出、知識、世界観に、いかなる折り合いをつけるか、せめぎあう今日と昨日の、流亡の現在と自らの心に宿した過去との、その両者の葛藤と、どう身をもって格闘するか」、その状態が亡命者である限り続く（文献6、四一―四二頁）。

とはいうものの、ただ逃げ回っていただけではない。一九六四年一一月、亡命先のチリで、またして同様の識字教育を始めた。

それだけではない。チリでなされていた米国主導の農業改革に大きな疑問を抱いた。

「海外から援助のためにくる米国の専門家たちは、農民を無知で遅れた者とみなしている。農民が毎日の農作業の中で身につけてきた経験的・実践的な知識は理解せず、自分たちの知識だけが真の知識だと思っている。対話と交流は否定する。技術による救済信仰を植え付けることによって、文化侵略を行う。そうではなく、農民を客体から主体へと導き、専門家である自分を否定して、農民とともに農業改革という共通課題に向かって努力することこそが重要であるのに…」（文献4、二八五―二八六頁）。

5――被抑圧者の教育学

一九六九年、フレイレはチリを離れ、米国に渡る。ハーバード大学の研究員となり、『自由のための文化行動』と『被抑圧者の教育学』の二冊を一九七〇年に刊行した。

「真の解放」とは何か？　誰が誰を解放するのか？　それが大きなテーマであった。

「抑圧者は、他人を虐げ、抑えつける。だからといって彼らが人間として存在できているわけではない。被抑圧者は、自らが人間として存在するためのたたかいのなかで、他者を抑圧し蹂躙する権力を抑圧者から剝奪し、それによってかれらの人間性をも回復していく。抑圧を行使することによって失われていったかれらの人間性を…」（文献6、一三五頁）。

「被抑圧者のみが、自分を自由にすることによって、抑圧者をも自由にすることができる。階級としての抑圧者は、他者はもちろん、自分をすらも自由にすることができない」（文献6、一三六頁）。

一九七〇年『被抑圧者の教育学』の中に書いたこれらの記載を振り返りつつ、フレイレはそれから二〇年あまりたった後も、同じ点をよりわかりやすく強調している。

「…抑圧者がどんなに旨いものを食べ、どんなによい格好をして、どんなに安眠を享受しようと、それは非人間化の状況を変えるものではない。自らを非人間化することなしに他人を非人間化することはできない。人間化の使命とは、それほどに根源的なものなのだ…だから抑圧者は、階級としても個人としても、だれをも解放しないし、自分自身も解放されない。だから被抑圧者は、個人として、そして階級として、自らが必要とする正義のたたかいをとおして、自分を解放するとともに、抑圧者をも解放するのである。ほかでもなく、被抑圧者たりつづけることを自らに禁ずることによって」（文献6、一三九―一四〇頁）。

6――私はテレビ人間なんです

一五年間の亡命生活を終えたフレイレは、一九八〇年三月、ブラジルに戻り、様々な機関の活動や行事に出席した。ユニセフと一緒に「ストリートチルドレン」のための活動をしたこともある。労働者党に入党して、ウィルソン・ピニェイロ財団による成人識字教育計画の指導もした。世の中の新しい動きにも敏感で、メディアの動向にも反応していた。

一九八二年、セルジオ・ギマラエスとの共著「教育について」のなかではテレビについてこう語っている。

「…わたしはテレビ人間なんです。ラジオもよく聴きます。ドラマにもかじりついています。けっこう勉強になるんですね、批判的に見れば…わたしはテレビを否定しません。しかし…わたしは権力の問題を抜きにしてメディアの問題を考えることは不可能だと思います…問題はコミュニケーションメディアが何のため、誰のために使われるか、ということです。これは権力にかかわってくる問いかけで、したがって政治的なものです…わたしが心配するのは…より高度なメディアの教育分野への導入が、ますます力あるものに有利に働き、力なき者に不利に働くということです…」（文献5、一四一頁）。

「抑圧からの解放」はフレイレにとって重要なテーマであった。亡命生活を終え、ブラジルに戻ってからも、権力のあるものが無きものを、メディアなどを介して間接的に抑圧しようとしている構造がフレイレにはしっかり見えていたのではないか？　そしてその現実ともフレイレは最後まで戦い続けた。

7――人間の使命

モアシル・ガドッチ氏によるインタビューの中で、フレイレはこう答えている。

「あなたがいちばん重きをおく資質は？」

「人間すべてでは一貫性、男なら判断力、女ではやさしさ」

「あなたの性格の特徴は？」

「寛容」

「あなたにとって幸福とは？」

「闘うこと」

「不幸とは？」

「抑圧」

「いちばん我慢ができる欠点は？」

「誤って愛すること」

「あなたの嫌いなものは？」

「いばった知識人」

「特に愛する仕事は？」

「教えること—学ぶこと」

「好きな格言は？」

「恐れずに愛すること」

「好きな標語は？」

「抑圧に対する結束」（文献5、二二三―四頁）。

最後に、フレイレは被抑圧者の中にこそ人類救済の力があるととらえていた。弱者が目覚めて人間化することによって、強者を救うことができると思っていた。

フレイレにとって、人間の使命とは何であったか？

ゴア生まれの神学者、社会学者ジョアン・ダ・ヴェイガ・コウティニョ氏によればそれは以下のようなものであった。

「より豊かな存在になるということ、つまりある時、ある処にいる現在の自分以上の存在にならなければならないということが人間の使命である」（文献7、五頁）。

文献

4　パウロ・フレイレ著、小沢有作、楠原彰、柿沼秀雄、伊藤周訳『被抑圧者の教育学』亜紀書房、一九七九年。
5　モアシル・ガドッチ著、里見実、野元弘幸訳『パウロ・フレイレを読む』亜紀書房、一九九三年。
6　パウロ・フレイレ著、里見実訳『希望の教育学』太郎次郎社、二〇〇一年。
7　パウロ・フレイレ著、柿沼秀雄訳、大沢敏郎補論『自由のための文化行動』亜紀書房、一九八四年。

第四章　政治編

深沢晟雄《まさお》

深沢晟雄《まさお》（一九〇五年一二月一一日—一九六五年一月二八日）は、岩手県沢内村の村長。東北大学医学部を中退したものの同大学法文学部へ編入し昭和六年に卒業。その後上海銀行、台湾総督府、満州拓殖公社へ。終戦時は北支開発山東鉱業会社溜川炭鉱に勤め、終戦後の昭和二一年に帰郷。一時、佐世保造船所の次長となるが、二九年に再度帰郷し、村の教育長、助役を経て、昭和三二年の五月、村長となった。生命村長として、地域保健の向上に尽くした。

後藤新平

後藤新平（一八五七年七月二四日—一九二九年四月一三日）は、明治から昭和初期の医師、官僚、政治家。多くの要職につき、多方面で活躍した—台湾総督府民政長官、満鉄初代総裁。逓信大臣、内務大臣、外務大臣。東京市（現・東京都）第七代市長、ボーイスカウト日本連盟初代総長。東京放送局（のちのＮＨＫ）初代総裁。拓殖大学第三代学長など。

ルドルフ・ルートヴィヒ・カール・ヴィルヒョウ

ルドルフ・ルートヴィヒ・カール・ヴィルヒョウ（Rudolf Ludwig karl Virchow, 一八二一年一〇月一三日—一九〇二年九月五日）は、ドイツ人医師、病理学者、先史学者、人類学者、生物学者、政治家である。医学の分野では、白血病の発見者、病理学の父としてもよく知られている。

7

深沢晟雄《まさお》

沢内村の貧困との出会いが私を変えた

…本来は国がやるべきことをやっていない。だから沢内がやるんだ。国は、必ずあとからついてくる（深沢晟雄）（文献1、一七二頁）

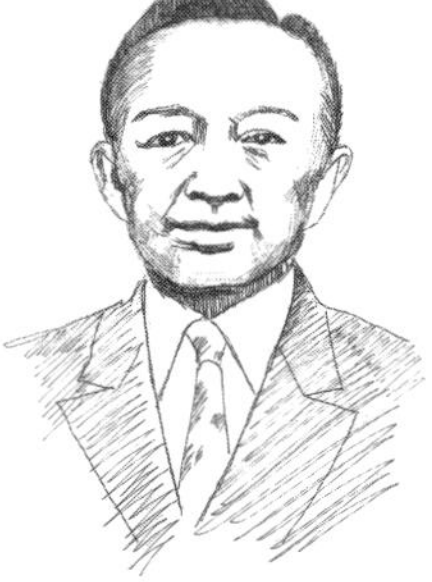

1――無医村の箱ゾリ

沢内村は岩手県盛岡市から西南に約六〇キロメートル離れたところにある山村である。人口は約五〇〇〇人。そこに初めて医者が来たのは大正七年、鉱山とともに鉱山診療所ができた時のことであった。しかし鉱山の盛況は長くは続かず二年で閉鎖。またしても大正七年前と同様の無医村となってしまった。沢内村だけではない。昭和一〇年前後、岩手県にある二二五の市町村のうち、無医村は一一四ヶ所もあった（文献2、三二頁）。

昭和の初期、無医村では、病気になれば、祈祷、占い、言い伝えの草根木皮に頼る者が多く、富山の置薬が最高の療法だった（文献2、一五頁）。

その頃よくみる風景。

それは箱ゾリに死人がひかれていく風景であった。当時の様子を、村に診療所を作るべく苦労した藤原貞治氏がこう語っている（文献2、一六―一九頁）。

「…既に病人は手のくだしようもなくなっていて、夜中に息を引きとったのです…埋葬するためには医者の検案書がいる…ところが検案書を貰うには死人を運ばなければならない…医者は川尻にしかいない。そこまでは七里（二八キロメートル）以上もあるんです。道は荒道で死人を乗せた箱ゾリがうまく進まない…それを二人交替で、全身汗びっしょりになって引っぱったんです…（医者が村にいないということは）、病人自身はいうまでもなく、家族の者を、親戚を、そして隣近所の人たちまで苦しめる。死んでまでもこのように―。何も知らない子供たちもやがて、私たち同様このみじめさを味わわねばならないのか、こう思うと涙が頰を流れてきたんです。せめて村の中に医者がいてくれたら、こんなみじめな思いはせずに済むものを…。村に医者を、村に医者を置こう！…こう考えると何か急に元気が出てきたような感じで、ソリを引く辛さも忘れて、夢中で引っぱったんですね…」（文献2、一七頁）。

当時まだ少年だった深沢晟雄にもこの箱ゾリの姿は焼きついていた。しかし、自分がその問題の解決にやがて走り回ることになるであろうことは予想だにしてなかった。

2――医者にはなりたくない

無医村としては、村出身の医者が欲しい。そこで育英資金が出され、深沢晟雄は東北帝国大学の医学部に進んだ。しかし、自分はどうしても医者には向いているとは思えない。独断で二回生の時に法科に代わった。

実はこれが、後に村で公衆衛生活動をする際にプラスに働いた。

しかしその時点でもなお、自分がやがて保健医療活動をやるとは思ってはいなかった。

卒後、中国、台湾の銀行等で仕事をしているところで終戦となり、一時帰郷となる。

そこで偶然、深沢家に間借りして住んでいた斉藤竜雄、アヤ夫妻と出会う。斉藤竜雄は東京帝国大学医学部卒で共産党に所属する元軍医少尉。アヤ夫人は、戦時末から沢内村で村医として働いてくれていた。毎夜のように議論を重ね、深沢晟雄は沢内村の医療問題への理解を深めていった。

沢内村農業会が発行していた「沢内農報」に掲載された斉藤アヤ医師のエッセイに当時の議論

の様子がうかがえる。

「…農村の衛生は農村の全生活状態に関連して居るもので、一般文化問題の中の問題であり、衛生なら衛生だけを取り上げて考えられるものではありません。従って農村の生活状態を現在より向上したものとすると同時に、衛生上或いは文化上の問題を自分等のまとまった力で要求し、且獲得していかねばならぬものと思います…当村における衛生上の問題もなかなかたくさんあるのでありますが、私一人如何に努力いたしましても、現在の生活状態並びに村民の自覚が改善されない限り永久に解決できないものと思います」（文献1、七六―七七頁）。

この考え方は、後の深沢晟雄の活動にも反映されることになる。しかし、翌昭和二二年に入ると、斉藤夫妻は沢内村を去り、北上市に移ってしまった。

深沢晟雄もまた、昭和二四年から二八年まで、満拓時代の上司であった小田島興三の依頼を受けて、佐世保船舶工業株式会社へ移ってしまった。佐世保での生活は不幸なことに小田島との意見の不一致が多く、苦痛を伴う日々が続いた。ついに退職。その後は一年弱東京で過ごし、失意の中、沢内村に戻った。昭和二九年六月、四八歳の時であった。

3――ナメコ教育長

沢内村に戻ってからは、定時制高校の英語の教師に。それからすぐ、村の教育長となった。最初にやったことは村の婦人会づくりであった。差別されてきた女性のほうが可能性を秘めている。それが民主的な村づくりの力となる。そう考えた。

「婦人が自覚を高めて力を合わせない限り、住みよい沢内村はできないのです。男どもや議員などのお偉方にだけまかせていてはだめです。婦人会をつくって、楽しい行事や勉強をして、新しい村をつくる力になっていこうではないですか」（文献1、九一頁）。

徹底して歩き回り、婦人と話し合う中で、それまでごく一部の部落にしかなかった婦人会が全部落一五箇所にでき、沢内村婦人連絡協議会までができあがった。それが終わると今度は青年会の力を、さらには広報活動を強化した。

「広報活動を伴わない民主主義なんて、目鼻のない人間のようなもので奇怪な化物の類であろう…広報活動は村造りの〝ビタミン剤〟であり民主主義の栄養素である。少々金をかけても止むを得まい」（「広報さわうち」創刊号、文献1、九二―九三頁）。

村びとは一見無気力で、自主性に乏しいように見える。しかし彼らの胸の深くには必ず人間らしく生きたいと欲する要求が潜んでいる。それを自覚させ、力にしていくこと、そのためには民主的な組織化が必要であり、強力な社会の教育が展開されねばならない。村びとによる村びとの政治。今はその、〝村びとによる〟をつくりだすことが大事だと考えた（文献1、九三頁）。

ところがこのようなボトムアップの活動を古参の政治家はよしとはしない。

事は思うようには進まなかった。

しかし誰もが感じている沢内村の共通点があった。

貧困である。

貧困対策の一つとして農協専務佐々木吉男と共同で行ったナメコ栽培に成功し、深沢晟雄の存在感は次第に高まっていった。佐々木と始めたナメコの生産額は二年後には約一八〇〇万円。当時の村の予算二〇〇〇万円と肩を並べる額にまでなっていた（文献1、九八頁）。

ナメコ教育長という名誉ある愛称の誕生である。戦後いったりきたりで落ち着きの無かった深沢晟雄が、ついに村人の一人として受け入れられるようになった。

4——ブルドーザー村長

昭和三一年の助役時代を経て、昭和三二年五月一〇日、深沢晟雄は第一八代沢内村村長に就任した。満五一歳。

村長として調査を進めるなかで、沢内村の問題が新たに浮かび上がってきた。

第一が豪雪。

第二が多病・多死。

第三が貧困。

いずれも岩手県で最悪の状況。

最初にとりくんだのは、三メートルにまで積もることのある豪雪対策であった。

「沢内村の貧乏、それは徳川時代以来でしょうが、この原因の一つには雪があります。一年の半分は雪の中ですから大変です。もう一一月の中頃から車馬の交通が杜絶、そしてその交通が開けるのは翌年の四月の末から五月始め…その間なにをするかといえば、若い者は出稼ぎにゆくのが一部分、一部分は炭焼き…極論すると半年間は寝食いしているような状態…産業から交通からすべて麻痺状態におちいりますから、その損害が大きいのです…概算してみますと、一冬だけで約一億円です」（文献2、八頁）。

雪を取り除くべく、まずは冬季交通確保期成同盟会が結成された。

総予算は五三万三〇〇〇円。総予算のうち村の負担は一六万。県からは一〇万。残りは村内からの寄付を募った。

とはいうもののなかなか協力は得られない。それでも木炭一俵につき三円の寄付協力体制などもできた。進駐軍払い下げのブルドーザーを一冬一〇万円で借り上げ、なんとかブルドーザーを動かせるようになった。後に偶然小松製作所からブルドーザーを買い付けることも可能となり、雪からの解放が実現していった。

深沢晟雄は繰り返し言った。

「みんなの力です。みんなが力を合わせたから出来たんです」（文献1、一二五頁）。

村内から寄付を募り、住民の参加を促したのが功を奏した。昼夜かまわず住民と向き合った。他の村の村長たちは中央からの予算取りに忙しく、時間を作っては中央に出向いていた。深沢晟雄はそれを嫌った。逆に村の現実を知る努力をした。住民とのふれあいを繰り返しているうちに、いつどこで赤ちゃんが生まれたか、ということまでよく把握できる村長になっていった。

5――生命村長

村長になる前から保健・医療・福祉は大きな課題であった。

冒頭に述べた「箱ゾリ」の思い出がある藤原貞治氏の働きもあって、昭和一三年、沢内村に診療所は出来ていた。戦前戦後斉藤夫妻のような信頼できる医者が来てくれた時期もあった。昭和二八年には診療所が病院に格上げされていた。

しかしながら当時盛岡から来てもらうのは問題を抱えた医者ばかりであった。

まずは耳の聞こえない八〇幾つかになる医者。次いでうつ病の医者。三番目はお金をせびる空手好きの医者、最後の詰めは麻薬患者の医者。田舎にまともな医者はきてくれない。

怒りは限度を超え、医者を派遣してくれる大学を変えることにした。

「私はあなたの大学のような非良心的なあり方には承服できない。私はあなたの大学とは縁を切りたい。ああいう僻村でございますから、好んで来る者はなかろうと思いますけれども、私はあなたの大学の非がおさまるまで、あなたの大学を攻撃するであろう」（文献2、八五―八六頁）。

そして別の大学と交渉してようやく信頼できる医者を招くことに成功した。医者の役割は確かに重要ではあった。しかし、それ以上に保健師、栄養士、生活改良普及委員などが活躍した。地方自治体の村長として生命尊重の思想に基づく公衆衛生の基盤を徐々に整えていった。

制度面でも、昭和三五年一二月の議会に国保一〇割給付を提案し、六五歳以上の老人と乳児の医療を無料にした。

これらの活動が功を奏し、昭和三七年、日本で初めて乳児死亡率がゼロになった。苦楽を共にした太田祖電によれば、行政がよかったからだけではない。住民の対応もまたよかった。制度と住民の知恵が両輪としてうまく機能していた。

昭和三七年当時、沢内村には五七〇人の婦人会会員がいた。会員は課題学習として、生産学習、保健学習、子どもの教育の学習、婦人と選挙の学習のうち、どれか一つをそこで勉強することになっていた。希望を募ったところ、五八％の婦人が保健学習を希望したという。

岩手県全体の平均は四％でしかなかったというのにである。この婦人の保健に対する意識の高さが、乳児死亡率ゼロにも大きく貢献したのであろう。

6——政治家の務め

深沢晟雄は政治家として、自らも躍りながら、周囲の人が躍りたくなるような環境を整えた。昭和三一年の助役時代から目をかけていた保健課長の〝清吉さん〟もまた大いに躍った人であった。次の手紙に清吉さんの思いはあふれている。

「…助役をされていた短い九ヶ月間に、保健師の採用と乳児健診はもちろん…私の思い通りに実施してくれました…その頃は何か一つ新しいことをやろうとすれば…ひどい目に逢うことが常でした。よくあれほどに至らぬ私の仕事を理解して下さった物だと、今さらながら感謝の念でいっぱいです…それまで何もなすことの出来なかった私にすれば、実に革命的な気分と、仕事に対する張り合いを持つことが出来たのです。しかしこの間にも医師の不安定がつづいて深沢さんの苦労は並大抵ではなかったようでした」（文献2、七六―七八頁）。

その頃深沢晟雄は冗談めいてこんなことを言っていたという。

「人間の体を修理する技術者を求めるのだから致し方ないことだが、この致し方のない重大な、人間の生命にかかわる事柄を放りっぱなしでいる国の政治が悪いし、その大切な医者が居つかないままにしている村の状態がなお悪い。こんなことをこぼしているだけの自分がもっと悪いし、仁のない医者はまだ悪い」（文献2、七八頁）。

7——私の生命は住民の生命のために

深沢晟雄は医者にはならなかった。しかし日本、中国、台湾各地で仕事をする経験を踏まえて、広い視野をもって、生命行政に取り組むことができた。

ナメコで村の財政基盤を改善し、ブルドーザーで村を雪から解放した。婦人会を初めとする組織づくりにも尽力した。信頼できる医者も確保できた。健康づくりのための環境をこうして整えたということ。それは生命行政をすすめる上で欠かせないことであった。

昭和三六年四月には、第二回村長選挙において、ただ一つの公約をもって当選した。

「…生まれた赤ん坊がコロコロ死んでゆくような野蛮な条件、また、年老いた人々が農夫症に苦しみながら、じっと我慢して枯木の朽ちるように死んでいく悲惨な状態を、根本から改革して行かねばならない。与えられた人間の生命が完全に燃焼しつくすまで、自分たちで自分たちの生命を守り続けることが、主義主張を超えた政治の基本でなければならない。教育も経済も文化も、すべてがこの生命尊重の理念に奉仕すべきものである。私の生命は、住民の命を守るために賭けよう」（文献3、三頁）。

こういうことを言える政治家が今どこにいるであろうか？

政治家は何に対して生命を賭けているのであろうか？

深沢晟雄の魂を語り継ぎ、いつかそれを引き継ぐ人がこの世に再び生まれでることを願いたい。

文献

1　及川和男『村長ありき―沢内村　深沢晟雄の生涯』新潮社、一九八四年。
2　菊池武雄『自分たちで生命を守った村』岩波書店、一九六八年。
3　太田祖電、増田進、田中トシ、上坪陽『沢内村奮戦記―住民の命を守る村』あけび書房、一九八三年。

8

後藤新平

コレラとの出会いが私を変えた

…平目の目を鯛の目にすることはできない（文献4）

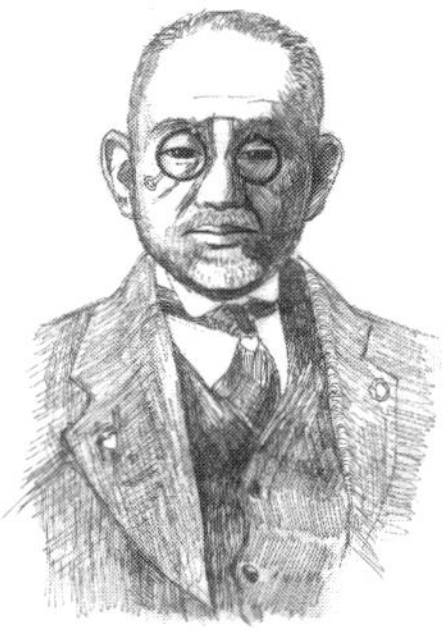

1——生物学的原則に基づく行政

山のように肩書きをもってはいる。しかしそんな肩書きなどなくとも、人をうならせる力をもっていた政治家、それが後藤新平である（文献5、五八頁）。

企画好きで遺言書づくり好き。山ほどある仕事の中で、後藤新平の最大の業績の一つは台湾統治であった。「開発」がまだ「植民」だった時代のこと、一八九八年三月（四一歳）から一九〇六年一一月まで、八年あまりにわたる統治時代、よく平目と鯛の話をした。

「ね、比良目の目を鯛の目にすることはできんよ。鯛の目はちゃんと頭の両側についている。比良目の目は頭の一方についている。それがおかしいからといって、鯛の目のように両方につけ替えることはできない。比良目の目が一方に二つついているのは、生物学上その必要があって付いていているのだ。それをすべて目は頭の両方に付けなければいかんといったって、そうはいかんのだ。政治にもこれが大切だ。

社会の習慣とか制度とかいうものは、みな相当の理由があって、永い間の必要から生まれてきているものだ。その理由を弁えずに、むやみに未開国に文明国の文化と制度とを実施しようとするのは、文明の逆政（さかさまのやりかた）というものだ。そういうことをしてはいかん…」（文献4、四七六―四七七頁）。

台湾では、旧慣制度を科学的によく調査し、その民情に応ずるように政治をした。生物学的原則を重視するということ。それは、台湾にすでにある自治・慣習を尊重する、ということ。そしてこの原則に基づき、当時の大きな課題であったゲリラ対策、麻薬対策に成功した。港や道路、鉄道を整備し、東京よりもずっと早くに、上下水道を完備せしめることもした。

2――制度論か政策の実践か？

台湾でこのような対策をするにあたって、まず手がけたことは、人の整理であった。日本からは法律の専門家が多く来ていたので、日本に帰し、代わりに土木、農業、工業、建築などの学者を引っ張ってきた。制度論を語る人ではない。政策を議論し実践できる人を呼び込んで、課題の解決を図ろうとした。

「妄想するよりは活動せよ。

疑惑するよりは活動せよ。

話説するよりは活動せよ」（文献5、七八頁）。


処世訓にもある活動を、まさに自ら台湾で実践したのであった。

実践家としての後藤新平は一〇代で医学を学んだ。医学における科学的な方法に感銘を受け、さまざまな状況の中、科学的アプローチをとるようになった。

内務省衛生局に入った時（二六歳）の仕事もそうである。

一八八三年四月から六月にかけて、最初にやったのは、地方巡査活動としての、新潟・長野・群馬でのフィールドワークであった。

政治家となってからは、「科学的な政治家」とも称されるようにもなった。現代風に言えば、「エビデンスに基づいた政治」を心がけていた。

3——公共の精神とは

多岐に渡る後藤新平の実践を根底で支えていたもの、それは「自治」と「公共」の精神であった（文献6）。本章では主として「公共」の精神を取り扱う。

公共の精神については、幕末の思想家である横井小楠（一八〇九―一八六九）と、その門下の四天王の一人でもあり、後に愛知県令（県知事）となった安場保和から学んだと言われている。

鶴見和子によれば、横井小楠が現れるまで、日本において「公」とは「大きい家」、つまり「天皇家」を指すと考えられていた。

これに対して小楠は、庶民と庶民がつながって国家に対して抵抗するための主体という意味での「公共」の概念を初めて見いだした（文献7、二頁）。

後藤新平は「衛生」活動において、この「公共」の概念を用い、人々の生を衛《まも》ることを考えるようになった（文献7、二頁）。

4——外科医として

後藤新平の生きた時代は戦争が多かった時代である。国内では二〇一六年現在日本最後の内戦といわれた西南戦争が一八七七年（明治一〇年）に起こった。国際的には日清戦争（一八八四―八五年）、日露戦争（一九〇四―五年）、第一次世界大戦（一九一四―一八年）があった。

後藤新平が「公共」の思想を医療制度の中で実現させる手がかりを手にしたのは、まさにこの西南戦争における経験によってであった。

西南戦争での政府軍の戦死者は六二七八人。負傷者九五二三人。薩摩軍の死傷者二万人超。政府は大阪に臨時病院をつくり、そこに負傷兵を送還して治療することとした。後藤新平は当時勤務していた愛知県病院を辞め、一八七七年九月から大阪で傭医として主に外科病室で治療に徹した。二〇歳の時である。

5――コレラとの出会い

外科医としての経験を積み、一人一人の患者との戦いに取り組む中、後藤新平はもう一つの戦争を経験することになる。帰還兵が持ち帰った「コレラ」との戦いである。

コッホによってコレラ菌がエジプトで発見され、同定されたのは一八八三年のこと。

コレラと知らず、疫病「コロリ」として、当時は恐れられていた。

外国船によって、この菌が日本に持ち込まれ流行となったのは、一八五八年と一八六二年のこと。

明治四四年間の死者数は三七万人。日清戦争、日露戦争の死者数を凌いでいた。

後藤新平が大阪にいた一八七七年だけでも、コレラによる死者は全国で八〇〇〇人に達した。

一人一人への治療だけではとうてい間に合わない。

コレラとの戦争と直面し、後藤新平は「人間の集団」が生き残るために必要なものは何か、「みんなの健康（Health of Public）」をどうやって衛《まも》っていけばよいのか、真剣に悩み、解決策を探った。

そしてすぐ行動をとった。

6――衛生とは何か？

一八七七年一一月、大阪での外科医としての仕事は一段落し、翌年三月から後藤新平は愛知県病院に戻った。その後二年の間にはとんとん拍子で出世し、二四歳で愛知県病院長兼医学校長へ。西南戦争の負傷者治療とコレラ対策の経験をもとに、一八七八年、オーストラリア人医師ローレッツの指導のもと、愛知県令の安場保和に「健康警察医官を設くべきの建言」を提出した。二三歳の時につくった最初の建白書。冒頭で、衛生とは何か、について語っている。

「およそ人の世に在って、衛生の道は少しでも離れてはならないものである。衛生とは何であるか。人が天寿を全うし、内外の病毒によってこの生を傷害されないようにすることをいう。そうであればこそ、病院建築の美麗とか、治療患者が集まるとか、院校医員や衛生官吏が多数いるとか、支病院の増加千百にいたるとかも、結局は枝葉の瑣事に過ぎず、喜びほどのものではない。各自が病毒を未発のうちに取除き、原因をほとんどなくし、病気自体に感染して医治を要するの恐れをなくすまでにいたって、はじめて衛生のくわだては、美を尽くし、また善を尽くしたというものである…」（文献7、三三四頁）。

そして、十一条の提言を行う。以下その一部を示す。

「第一、もし特異な疾患が発生するときは、各地方に旅行し、医師および人民に療法および予防法を説明すること」

「第三、人民の疾患に罹る者および死亡する者等の月表年表を作り、県庁に上告すること」

「第七、特に名古屋地方の地方病を考究し、消毒法を行い、かつ県下一般の人民を健康に保護すること」
「第八、食物について疑わしき物があるときは、逐一点検して試験を行うべきこと」
「第九、産婆、野師、巫祝の徒を試験し、患者を取り扱うことの可否を察すること」
……（文献7、三三四頁）。

「公共」のための活動はこうして衛生のための活動として始まった。

それだけではない。

横井小楠の「公共」の精神の実現は一八七九年（明治一二年）一二月二四日愛衆社の設立という形で実現した。その経緯については、以下のような資料がある。

「そもそも本社設立の嚆矢は、世人が認めている明治一二年十一月ではなく、その実は今を距たること三年前にあった。すなわち明治十一年七月、後藤新平が官暇を得て、石川諄と勢州菰野温泉に浴し、談たまたま衛生に及び、後藤新平は奮然として揚言して言うに、衛生の道を拡張しようとするときは、ただこれを官にのみ委ねず、有志団結して相謀らねばならないと…」（文献7、三五六―三五七頁）。

「公共」の精神を活かした活動はやがて、政治家となって後、交通、教育分野にまで広がっていく。後にとりあげるイヴァン・イリイチが批判したのもまたこの三つの分野であったことと重ね合わせると興味は尽きない。

7——人、人、人

「公共」の精神に則った衛生、交通、教育、さらには放送…。後藤新平はさまざまな活動を展開した。

しかしそれらは私物化される危険もあった。

実際に、「公共性」の議論少なくして、多くのことが民営化された。私物化は現に起こった。晩年人材を育てようとやっきになったのは、それを食い止めるためでもあった。

「ビスマルクはかく言えり、『一に金、二に金、三に金』と。

我は言う、『一に人、二に人、三に人』と」

ボーイスカウトの総裁を務めるようになってからは、自治三訣の精神も説いた。

「人のお世話にならぬよう
人のお世話をするよう
そしてむくいを求めぬよう」

このボーイスカウトの日本連盟第四代総長ともなった三島通陽に対して、脳溢血で倒れた日に後藤新平が語った言葉が記録されている。

「よく聞け、金を残して死ぬ者は下だ。仕事を残して死ぬ者は中だ。人を残して死ぬ者は上だ。よく覚えておけ」（文献8）

文献

4　鶴見裕輔『〈決定版〉正伝後藤新平③台湾時代』藤原書店、二〇〇五年。
5　御厨貴編『時代の先覚者・後藤新平』藤原書店、二〇〇四年。
6　藤原書店編集部『後藤新平の「仕事」』藤原書店、二〇〇七年。
7　鶴見裕輔『〈決定版〉正伝後藤新平①医者時代』藤原書店、二〇〇五年。

8　三島通陽「ボーイスカウト十話：後藤新平　最後のことば」谷川徹三編『十人百話　九』毎日新聞社、一九六五年、一〇一頁。

9

ルドルフ・ルートヴィヒ・カール・ウィルヒョウ

炭鉱夫との出会いが私を変えた

…医学は社会科学である。そして政治とは医学の規模を大きくしたものにすぎない（文献9）

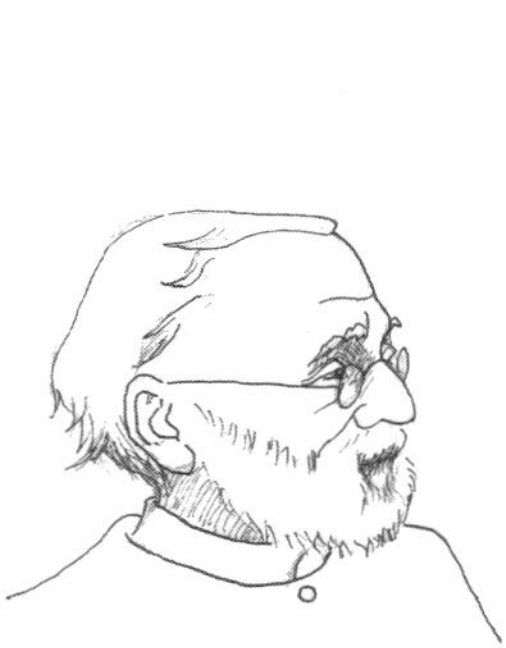

1――社会科学としての医学

ルドルフ・ウィルヒョウがいうところの「医学は社会科学である」という表現は現代のとらえ方とは若干異なる。

当時、この言葉が意味したのは、「人類の洞察力の最高の形」とされていた医学の一分野として社会科学がある、ということであった。この考え方は一八二〇年代フランスの衛生学者の間に広がっており、「生理学的な人間に関する知識は、自動的に心理社会学的な人間に関する知識と理解をもたらす」という仮定の上に成り立っていた（文献10、五三頁）。

とはいうものの、この簡潔な言葉は、一六〇年あまりを経た今もなお、異なる時代背景の中で、その重要性を失っていない。第七章で述べることになる、ヘルスプロモーションにおける「健康」と「社会」との相互関係の重要さ、「健康の社会的決定要因」に対する近年の関心の高まりをみても、そのことは明らかである。

2——発疹チフス流行の町へ（文献10、11、12）

医師として、政治家として、また五〇歳前後からは人類学者として活躍したウィルヒョウには、ウィルヒョウをウィルヒョウたらしめた若き日の経験があった。一九四八年二月二〇日から三月一〇日までの上部シュレジエン（現在はその大部分がポーランド領内）でのフィールド活動経験である。

一八四七年、炭鉱夫をはじめとする貧困者一五〇万人が住む上部シュレジエンの町は、飢饉に苦しんでおり、冬に入ってからは発疹チフスの流行に襲われていた。十分な対策をとれずにいたプロイセン王国政府を新聞が攻撃。政府としては何らかの対策をとらざるをえなかった。そこで一八四八年二月、保健省は委員会を立ち上げ、医療状況を把握するため現地調査をすることとなった。

その際、調査メンバーの一人として派遣されたのが病理学者ウィルヒョウ（当時二六歳）である。一八四七年に正規の大学講師として採用された後のことであった。

保健省関係者がウィルヒョウに期待したのは、当時の流行り言葉であった。

「もっと新鮮な空気を吸いましょう」。

「もっと新鮮な水を飲みましょう」。

さっさと調査を終えてお決まりの提言を持ち帰ってきてくれることを望んでいた。

3――炭鉱夫とともに暮らす

しかしウィルヒョウはそうはしなかった。

統計やその他の資料に埋もれようとせず、約三週間を、炭鉱夫やその家族とともに暮らした。データをみるだけでなく、人々の中に入っていった。

結果として、報告書にまず書いたのは、「発疹チフスはその町を襲っている多くの病気の一つに過ぎない」、ということであった。

他にも、赤痢、麻疹、結核などが蔓延していたからである。

次にウィルヒョウは、「チフスの流行は一種の社会問題である」、と指摘した。

確かにチフスを始めとするこれらの疾患は病原菌によって起こる。しかしその根底には、炭鉱夫のみすぼらしい家の作り、ひどい仕事環境と食事、それに不衛生などの社会背景があると断じた。

そして、チフス対策に必要なことは、シュレジエンに住む人が本当のニーズを自覚し、力をあわせて教育、自由、繁栄を勝ち取ることであると考えた。

では、本当のニーズを自覚するためにはどうしたらよいのか？

ウィルヒョウは専門家と一般住民の両者からなる合同委員会をつくることを提案した。任務は農協をつくり食事がくまなく住民に行き渡っているかどうかを確認すること。同時にチフスや他の病気の蔓延状況をモニターすることであった。

ウィルヒョウが長期的視野に立ち、このようなチフス解決策を提言しえたのは、炭鉱夫やその家族と話し合う機会を持てたからこそであった。

4――社会改革のための提言

当時としてはもっとラディカルな提言もした。

- 職場の健康と安全対策をとること。
- 賃金を上げること。
- 労働時間を減らすこと。
- 地方自治を強化すること。
- 税制改革をすること。
- 貧しい人からの税金を減らすこと。
- 炭鉱夫を人としてではなく機械とみなして炭鉱業を行い、それによって儲けている金持ちの税金を高くすべきである、ということ。
- 失業中の炭鉱夫を道路建設のために雇用すべきであること。新しい道路ができれば、冬の間、生産物を簡単に運搬できるからである。

5――政治家への道

その結果どうなったか?

ウィルヒョウは政府の担当者に「報告書をありがとう」と皮肉をこめて感謝され、同時にすぐ、任務から外されてしまった。

幸か不幸か帰任後すぐ、いわゆる自由主義ドイツの統一を目指す三月革命がおこった。一八四八年三月一八日の夜は、ウィルヒョウもバリケードで闘ったという。

革命の勝利の後、臨床医かつ研究者として働くかたわら、ウィルヒョウは市議会議員や帝国議会議員として政治にも参加するようになった。一九六〇年代には憲法闘争のただ中にありながら、旋毛虫の実験を行った。腫瘍に関する著作集も著した。ベルリンの下水改善、さらには多忙な教授職をもこなした。

一八七〇年代には人類学的学童調査やトロイ遺跡の発掘にも関わった。文化闘争にも参加した。一九〇二年、生涯を終えるまで、ウィルヒョウは実に多彩な活動をした。

6――公衆衛生活動のための「勇気」

ウィルヒョウの伝記を書いたアッカークネヒトによれば、ウィルヒョウの本質をなす特徴は、おそらく「勇気」ではなかったか、という。

その勇気を持ち続けたウィルヒョウにとって、上部シュレジエンの経験はどれほど重要なものであっただろうか？

八〇歳の時、ウィルヒョウは友人に感謝の意を表し、その回顧文の中で、こう記している。

「…私は気ままにあれこれ手を出していたのではない。決定的だったのは一九四八年初め、プロシア保健大臣の命で派遣された調査であった。私の務めは上部シュレジエンで深刻な流行となっていた、いわゆる飢餓チフスを調査することであった。この流行の原因を解析した結果、最大の悪は社会の不正から生じていること、そしてこれら社会の不正と戦うには社会を根底から改革する以外に方法はないと確信するようになった…」（文献10、三六頁）。

ウィルヒョウにとって、勇気とはさまざまな意味をもっていたであろう。

上部シュレジエンの経験に関してはどうであろう。

そこに住む人々の声を聴く勇気。

その声を伝える勇気。

政府に対しておべんちゃら報告を書くのではなく、真実を書く勇気。

問題解決のために自分の専門領域を乗り越えていこうという勇気。

そしてありとあらゆる困難に立ち向かっていこうという勇気ではなかったか？

ウィルヒョウは勇気をもって公衆衛生のために努力し、多くのことを成し遂げた。最後には感謝の心で満ちあふれていた。

「私は自分の気持ちをうまく言い表せないほど深く感謝しています。私は年とってしまってこれに相応しい新しい業績は約束できません…約束できることといったら、若い頃はじめたいくつかの大きい計画を完成し、世の中の役に立つようにすることです…。

世の中恩義などないというのが真実としても、恩知らずを人間一般の性質とみては、私とて恩知らずになってしまうでしょう…」（文献10、三七頁）。

7――自由な心

一八四三年ウィルヒョウは医学博士の学位を受けている。当時は慣習として公開討論用の論文にラテン語の警句をつけていた。ウィルヒョウの論文には以下の一文があった。

Nisi qui liberalibus rebus favent, veram medicinae indolem non cognoscunt.
（自由な心を持った者のみが医学の本質を見抜くことができる）

自由な心とは何であろうか？　一つ笑い話を紹介したい。さまざまな地域社会や組織にあって、通常と異なった行動をとる個人やグループがある。そして他の人たちと同じ課題をかかえているにもかかわらず、同じ資源を用いて、課題をより上手に解決する。そういう変わった人の行為をポジティブ・デビエンスと言っている。このアプローチを広めたジェリー・スターニン氏が大好きだったエピソードがある。

トルコにナスレディンという密輸業者がいた。毎日夕方になるとロバに乗って税関所を通る。

税関検査官はナスレディンがまた悪さをしていると思い、吊り篭の中をくまなく調べる。しかし、中からみつかるのはいつも藁だけ。何年も何年も繰り返し調べても、何もでてこない。ナスレディンといえばどんどん金持ちになっていく。何か密輸しているのに違いないのだ。

やがてナスレディンも年をとり、密輸から足を洗う。そんなある日のこと、たまたま退職した例の税関検査官とばったり出会う。

かつては敵。今はどちらも退職。検査官は密輸品がなんだったのか、どうしても知りたい。

「ナスレディン、教えてくれ。今となっては隠すこともないだろう。私も退職したし、今さら何も探し当てようとは思わない。あの頃、一体何を密輸していたんだい？」

ナスレディン：「そりゃあもちろん、ロバだよ！」

この笑い話にあるように、真実とは、実は目の前にある。ところが自由な心を失った医師などの専門家にはそれが見えていないことがある。税関検査官と一緒である。専門家として吊り篭の中を探すように訓練され、そこしか見ようとしない（文献13）。自由な心を失うとはこういうことである。その大切さをウィルヒョウは上部シュレジエンで学び、そして、若き日の言葉として、またその後の人生の羅針盤として自分の胸に刻み込んだのであろう。

文献

9 Vilchow R.: Collected essays on public health and epidemiology Vol.1. Science History Publications, p.33, Canton, 1985.

10 E・H・アッカークネヒト著、舘野々男、村上陽一郎、河本英夫、溝口元訳『ウィルヒョウの生涯』サイエンス社、一九八四年。

11 Laverack G.: Health promotion practice; power and empowerment. pp.1-2, Sage Publications, London, 2004.

12 Taylor R., Rieger A.: Medicine as a social science; Rudolf Virchow on the typhus epidemic in Upper Silesia. International Journal of Health Service 1985; 15: 547-559.

13 Singhal A, Buscell P, Lindberg C: Inviting everyone: healing healthcare through positive deviance. PlexusPress, Bordentown, 2010, p. v-vi.

第五章　哲学・思想編

アルベルト・シュバイツァー

アルベルト・シュバイツァー（一八七五年一月一四日―一九六五年九月四日）は、ドイツ出身のアルザス人、牧師の子として裕福な家に育つ。神学者、哲学者、医師、音楽学者、オルガニスト。アフリカの医療、公衆衛生の改善に尽くした。一九五二年にはノーベル平和賞を受賞している。

伊藤邦幸

伊藤邦幸（一九三一年六月二八日―一九九三年八月八日）は、広島県出身の外科医、公衆衛生医、日本キリスト教海外医療協力会からの派遣ワーカーとして、ネパールのヒマラヤ山脈の麓にあるオカルドゥンガ診療所長として長年勤務、その後公衆衛生の専門家としてネパールで活動した。

イヴァン・イリイチ

イヴァン・イリイチ（Ivan Illich, 一九二六年九月四日―二〇〇二年一二月二日）は、オーストリア、ウィーン生まれの哲学者、社会評論家、文明批評家。私たちの暮らしの基本である学校・医療・交通について、根源的に取り組んだ。

10 アルベルト・シュバイツァー

ランバレネとの出会いが私を変えた

…知はやむことあり、されど愛はやむことなし（パウロ）（文献1、二二七頁）

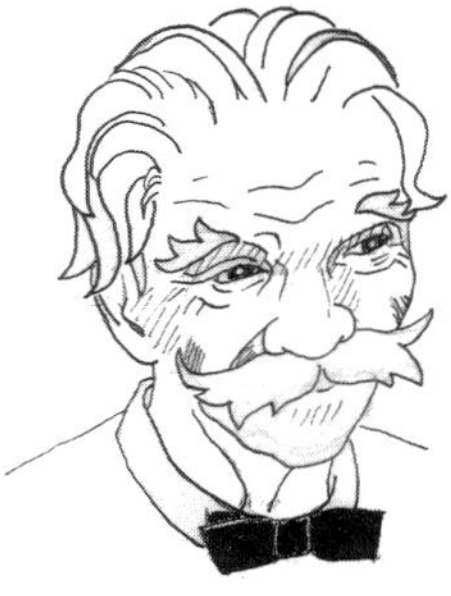

1――遅ればせながら

シュバイツァーといえば、かつては児童向けの偉人伝に必ずとりあげられていた。しかし今は昔ほどではない。

児童向けというよりはむしろ、三〇歳位になって遅ればせながら医学部に入学した人や、遅ればせながら国際保健をめざした人にとっての、よき先達である。

シュバイツァーもまた、三〇歳で医学を学び始め、三八歳になってアフリカのガボンに旅立った医師であったから。

シュバイツァーは、途上国の保健医療に携わってきた多くの日本人医師や看護師に影響を与えてきた。自らその道をとらなかったものの、シュバイツァーが根を張った小さな町ガボンのランバレネを訪れた日本人も多くいる。

風月堂のゴーフルが好きだったということで、日本人が行くときは決まってゴーフルを持って行ったという。

2――出遅れたわけ

シュバイツァーが出遅れたのには訳がある。

以下、有名な回想シーンを再現したい。

「…自己の周囲に多くの人間が懊悩苦戦と戦っているのを見ながら自分のみが幸福な生活を送るを得る、ということは、私には考ええないことであった。すでに小学校時代、同級生の痛ましい家庭の有様を見、しかもこれを、ギュンスバッハの牧師の家の子らの理想的な家庭生活と比較するとき、深く心を打たれたのであった」（文献1、八五頁）。

具体的なエピソードもある。

「私は喧嘩することを好まなかった。それでも、仲よくとっくみあって、みんなと力くらべをするのは好きだった。ある日、学校から帰る途中、私はゲオルク・ニッチェルムとやりあった。ゲオルクは…私より大きかったし、私より強いという定評だったけれど、私は彼を負かしてしまった。彼はくみしかれると『くそっ、おれだって、おまえみたいに毎週二回肉スープを食わせてもらえりゃあ、おまえぐらい強くなれるんだ！』と、さけんだ。力くらべのこの結末にびっくりして、私はしおしおと家にかえった」（文献2、二一三頁）。

そして、

「大学にいるときも、研究によって科学および芸術にいささかの貢献をなしうる幸福をわが身にうけながら、物質的条件また健康状態のためにこの幸福を拒否されたもののことをつねに忘れることはできなかった」（文献1、八五頁）。

「ある光かがやかしき夏の朝――一八九六年であったが――聖霊降臨祭の朝、ギュンスバッハで目覚めたとき、ふと、この幸福は自明のこととして受け取るべきではない、これに対してなんらかの自分からも与えるところがなくてはならぬ、という思想にとらわれた。この考えを思いめぐらしているうち、窓の外では小鳥がさえずっていたが、私は静かに沈思して、起床するまでにつぎの一点に到達した。すなわち、――自分は三〇歳になるまでは学問と芸術のために生きるべく許された、と考えよう。そうしてそれからあとは直接人間への奉仕に一身をささげよう、と」（文献1、八五頁）。

その後、シュバイツァーは哲学博士、神学博士、さらにはプロ級のオルガニストにもなる。やがて、三〇歳となり、二一歳の時の思いに立ち返り、医学を学び始める。

3——アフリカへ

当初、アフリカに行こうという思いはなかった。

「最初に考えていたのはヨーロッパでの仕事であった。私は、すてられて寄るべなき子供を養い、教育し、そしてかれらに、後年同じような子供を同じふうに扶助する義務を与える、という計画をたてた…結果はつねに失敗であった…ほかの試みもみな失敗した」（文献1、八六頁）。

失敗を繰り返す中、シュバイツァーは、アフリカ行きを決心する。一九〇四年、神学生寮長をしていたときのことである。

「ある朝、—一九〇四年の秋であった—聖トマス寄宿寮の私の机の上に、緑色の表紙の仮とじの冊子が置いてあった…そのとき、ふと私は『コンゴ地方の宣教師に欠乏せるもの』という表題の一文に目を落とした」（文献1、八八頁）。

そして、

「この数ヶ月後の三〇歳の誕生日の日…私は純人間的奉仕の計画を、いまやアフリカ赤道地方で実現せん、と決心した」（文献1、八九頁）。

神学を学んだ宣教師としてではなく、医師として行こうとした大きな理由は「喋らないですむから」であった（文献1、九四頁）。

説教ではなく、実践することのみを果たそうとしたのである。「生命への畏敬」の実践を。

4――水と原生林のあいだにて

一九一三年、シュバイツァーは、コンゴに向けて旅立った。最初の四年半の経験は『水と原生林のあいだに』という一冊の本にまとめられた。

アフリカで保健医療活動をした、ということは、シュバイツァーにとってどういう意味を持っていたのであろうか？

「この四年半の経験の総決算は何か？　あらゆる点でわたしは、わたしを学問と芸術の世界から原生林に追いやった、あの考慮が正しかったのだという確証を得た…毎日毎日数千人の人々が、医術さえあれば除くことのできる恐るべき苦痛にさいなまれている。毎日毎日たくさんの、実にたくさんの小屋のなかで、われわれならば追い払うことのできる絶望が支配している。誰でも、自分の家庭生活の一〇年間を、もし医師なしにすごさなければならなかったとしたらどうだろう、と想像してみさえすればよい！ そうしたらわれわれは眠りから覚めて、われわれの責任を認めるであろう」（文献2、一九五—一九六頁）。

「国家は任用しうるかぎりの、そして植民地の財政が許すかぎりの数の医師しか派遣できない…それゆえ、医術的な人道事業は、主として社会と個人の仕事になるのである。自由意思で…出かけて行って、世間から忘れられた任地で、危険な風土のなかでの苦しい生活や、故郷と文明から隔離されていることから生ずるあらゆる困苦を身に引き受けている医師たちが必要なのだ。こういう医師たちに向かって、わたしは経験からいうことができる。あなたがたは放棄したすべてのことに対して、あなたがたのなしうる善事のなかに、豊かな報酬を見いだすことができるだろう、と」（文献2、一九七—一九八頁）。

「私自身は、一九一八年以降思わしくなかった健康も、二回の手術で回復した…（いっぽう）後援し続けてくれそうだった友人の多くは戦争によって、貧しくなった。資金を乞うて集めることはむずかしいであろう…それにもかかわらず、わたしは勇気に満ちている。わたしの見て来た悲惨な状態がわたしに力を与えるのであり、人間への信頼がわたしの希望を支えている。わたしは信じようと思う、みずから肉体的困苦を救われたがゆえに、同じ困苦にある人々のために感謝の捧げ物をすることを惜しまない人間が、たくさん見いだされるであろうことを…」（文献2、二〇一―二〇二頁）。

第一次世界大戦、第二次世界大戦に邪魔されながらも、シュバイツァーはこの勇気と希望を持って、頻回にわたりランバレネで活動を続け、九〇歳でその生涯を、終えた。ランバレネで。

5――シュバイツァー批判

シュバイツァーの本の中には感動的な言葉が満ちあふれている。しかしながらすべての人にそれが受け入れられているわけではない。数々の批判を受けている。

批判の内容は大きく三つに分けられる。

第一は信仰、神学に関するもの、第二は、黒人を差別し、アフリカの進歩を妨げたというもの。第三は病院を近代化しようとせず、いつまでも原始的なままにしておいたというものである（文献3、三九六―四〇七頁）。

しかし、その多くは、短期滞在による誤解やうわさに基づいた誤解からくるものであると言われている。また、シュバイツァー自身、そういう批判を気にかけて人の気にいるような態度をとることはよしとしなかった。それが批判を助長させた可能性はある。そのような誤解の内容については文献を参照されたい（文献3、四〇七頁）。

これらの批判に対するシュバイツァーの対応の仕方については、次に紹介する伊藤邦幸がネパールにおける保健医療活動の経験から述べているシュバイツァー論が参考になる。

「仕事をしようと思う者は、自分がそれをする為に他人が自分のために路より石塊を除いてくれることを期待してはならない。むしろ他の人が自分の為に石を積むことを覚悟しなければならない。ただそうした圧迫を体験することにより心が潔められ強められる人のみが、仕事をなし得る。外圧に対していたずらに反抗するのは身も心も消耗させてしまうだけだ」（文献4、一一〇―一一一頁）。

6——生命への畏敬：諦念とは

「生命への畏敬」の思想は、心の平和と地上の平和のために大きな貢献をしてきた。「ハエをたたかない」とか「虫をふみつけない」といった形で理解されることが多いこの思想は、人間の「ほかのすべての生きるものとともに生きる」という単純明快な生き方の理想をのべている（文献5、一六七頁）。

「生命の畏敬」には三つの要素がある。

「諦念」、「世界・人生肯定」、「倫理」である。

一見単純に見えるその思想の深い部分を少し垣間見てみたい。

「人間が自己の存在に意味を与える唯一の道は、自己と世界との関係を、『素朴な関係』から『精神的な関係』にひきあげることにある。世界との関係において受動的な存在である人間は、『諦念』によって、世界との『精神的な関係』に入らなければならない。真の諦念とは、自己が外界の事象に支配されているのを感じながらも、外的条件によって定められた運命から内的な自由を獲得するように努力することである。内的な自由とは、人間があらゆる困難を克服することによって深められ、内面的になり、浄化され、平和になりうる力を持つことである。つまり『諦念』とは、自己の存在を精神的、倫理的に肯定することに他ならない。諦念の浄化に焼かれたものだけが、世界を肯定する力をもつのである」（文献3、二五四―二五五頁）。

これは、外との関係の中で、自己の内面を変えていくような「経験」について再考する上でも刺激的な言葉である。

7――理想に生きよ

シュバイツァーは若者に対しても、いくつもの激励の言葉を残している。最後にいくつか紹介しておきたい。

「通常、人間の内部には、あらゆるよき思想が燃料として存在している。しかしこの燃料の多くは、外から、つまりほかの人から、火なり火の粉なりがまいこんできたときに、はじめて燃え出したり、ますます燃え出したりするのだ。ときによると、私たちの内なる光が消えそうになり、ある人についての体験によって、またあらたに煽りたてられるという場合もある。そういうわけで、私たちはそれぞれ、自分の内部に焔を燃やしてくれた人たちのことを、深い感謝をもって銘記しておかねばならない」（文献2、二七三頁）。

「私たちおとなが若い人たちに伝えるべき人生知は、『現実はかならず君たちの理想をきりくずしてしまうだろう』ではなくて、『君たちの理想に生き抜き、生活によってそれを奪いとられないようにせよ』である」（文献2、二八三―二八四頁）。

文献

1　シュバイツァー、A著、竹山道雄訳『わが生活と思想より』白水社、一九五九年。
2　シュバイツァー、A『シュバイツァー著作集第一巻』白水社、一九五六年。
3　笠井恵二『シュバイツァー　その生涯と思想』新教出版社、一九八九年。
4　伊藤邦幸『海外医療協力論』キリスト教図書出版社、一九八八年。
5　バーマン・E著、永井健三訳『シュバイツァーとの対話』JICC出版局、一九九一年。

11

伊藤邦幸

オカルドゥンガの小さき人々との出会いが私を変えた

…これらのいと小さき者にしたのは、すなわち私にしたのである。（「新約聖書」マタイ伝二五章四〇節）

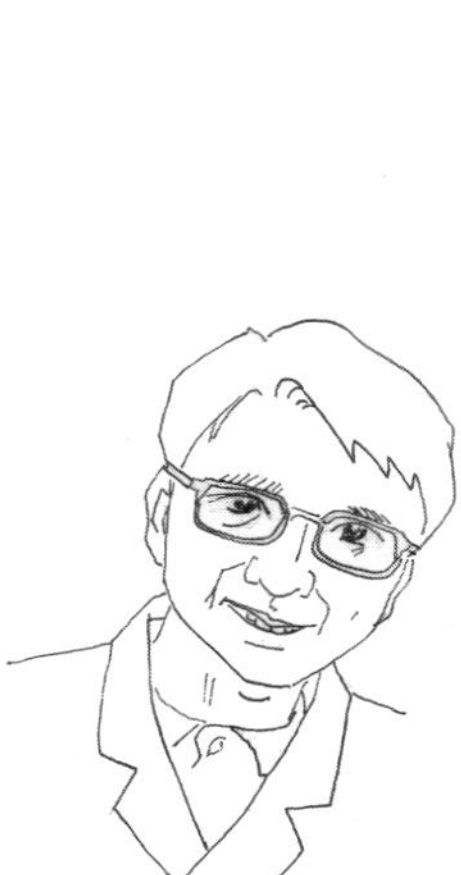

1――本気で叱ってくれる人

伊藤邦幸の生涯に決定的な影響を与えた恩師がいる。中学・高校時代の師、齋正子先生である。齋先生の遺稿によれば、伊藤邦幸はおもしろい中学生だった。

「…旧制都立高校の最後の学年に伊藤邦幸という生徒がいた。昭和一九年尋常科（中学）入学だったから、敗戦の気配が漂いはじめてきた頃のことである。ある日「塩化ナトリウム」を下さいと私のところへきた。何に使うのかと聞くと、実験に使うという。どんな実験かとくわしく聞いてみると、答えが曖昧である。おかしいので問い直すと、農耕班で働いたので班の先生からキュウリをもらった。すぐ食べたいのだが食塩がない。そこで生物教室へもらいに来たことが判った。私はこっぴどく叱った。つけて食べる塩が欲しいなら、何故そのように言わないのか…叱られるに値することなら何故正々堂々と叱られないのか。叱った後、少量の塩を与えた…。

さて、このことがあってから、その生徒は本気で叱ってくれる教師だということで、私の言うことをよくきいた…彼はよく私に話をしてくれとせがんだ。夕ぐれの窓辺でシュバイツァーの話をした時、〝僕は将来、シュバイツァーになる〟といった。尋常科二年の頃のことである…」（文献6、一二二―一二三頁）。

2――シュバイツァーになりたい

齋先生が語ったシュバイツァーの話とは以下のようなものであった。

「シュバイツァーが、まだ少年の頃でした。ある朝彼はベッドの中で、小鳥の囀《さえず》りを聞きながら考えました。この美しい朝、自分は今日ゆるされて、学問と芸術に思う存分没頭することができるけれど、この幸福は決して自分の力で築いたものではない。それゆえ、これらの幸福が当然自分に属するものとは思うまい。むしろこうした人間の目には偶然と見える贈り物に、酬《むく》ゆるところがあるように努めよう。そのために、自分は自分の半生を学問や芸術に費やすことを、許されたものとみなそう。しかし、三〇歳を過ぎたら、何か直接他人に奉仕する仕事に身を委ねよう…この少年は、その時そう決心しただけではなく、三〇歳になったときにも、その決心を変えずにいました。そのため、神学の教授であり、高名なパイプオルガンの演奏家でありながら、三〇歳をこえてから医学を学び、今も赤道直下のアフリカで医師として働いているのです…皆さんの中にも、この少年と同じように考え、同じような生き方をしてみようと思われる方はいないかしら…」（文献6、一二六―一二七頁）。

「…私はその日の出来事をいつまでも忘れずにいた…私の中で生涯の計画を固めさせたものは、アルベルト・シュバイツァーその人への傾斜であるよりも、むしろ私たちにそのような生き方を望んでおられた齋正子先生への私淑の念であった…」（文献6、一二七―一二八頁）。

その後、伊藤邦幸はシュバイツァーが二〇代で哲学、神学を学んだように、東京大学文学部でカント哲学を、京都大学文学部哲学科博士課程でアウグスティヌスの神学を学んだ。一九六三年三二歳の時に、京都大学医学部医学科に進学。六七年に卒業し、六八年（三七歳）の時に医師免許を取得した。

「…私自身は自らの志の成就について、疑うことはなかった。齋先生はといえば、さすがに私の前では、教え子の志を疑うような顔はなさらなかったが、半信半疑の心持ちでもあられたのだろう。後年、私が文学部の博士課程を了えて、医学部へ進学したとき、先生はひどく愕《おどろ》いたような顔をなさった」（文献6、一二九頁）。

3——ネパール・オカルドゥンガにて

一九七一年のネパール赴任に先立つ三年前、伊藤邦幸はネパール東部、エベレストに近いオカルドゥンガを訪問する機会に恵まれた。ネパールは山の国。かつ、第五次南極観測隊や東京大学カラコルム遠征隊に参加した経験もあったことから、山歩きは苦ではなかった。

「ネパールの旅は楽しい。空はあくまでも青く、山々は気高く、私たちの荷を運んでくれる人夫たちは、正直勤勉かつ親切。その心ばせの美しさにおいて、ヒマラヤの峯々になんら恥じるところがない…しかし、村に入って一旦診療活動を始めると、この小さな村によくもまあこれだけ多種多様大量の患者がいるものだと驚かざるをえない」（文献7、九頁）。

「公衆衛生医たる岩村博士によれば、ネパールの悲惨は目に見えないところにある…病状の著しく進行した患者のみが病院を訪れること…学問的には治療・予防の方法のすでに確立した伝染病の患者があまりにも多いこと…普通のネパール人にとって、医療というものは為政者のお恵みによってのみ与えられるもの…それは無料ではあるが、きわめて運のよい者だけが、おこぼれにありつけるものでしかない」（文献7、九頁）。

「そうした旅の途上、われわれはよく牛飼いの女たちに出会った。しばしば彼女たちは小枝と歌をもって牛を導いていた。あるとき、私は彼女の声のあまりの美しさに、しばし足をとめて、同行の師である岩村昇博士に歌詞の意を問うた。

〝牛よ、もしお前が本当に神様の生まれ変わりであるのなら、この私の生活を、せめてもう少しでも、楽なものにしておくれ〟」（文献7、一〇頁）。

ネパールで仕事をするということは、単に医師として患者の病いや傷を癒すということだけではなかった。苦しみの歌を喜びの歌に変えるため、小さき者のために仕えるということでもあった。

三日以上もの徒歩行のあと、遂にオカルドゥンガに到着。

当時、カトマンドゥからオカルドゥンガの病院まで来る訪問客は年に一人か二人、病院にいたスタッフにとって、それは奇跡の訪問であった。

「…私が生まれてはじめてオカルドゥンガを訪れたときのことです。その時、病院はまだ電燈がなく、デカンプールの村は、夜ともなれば闇の中に沈んでいました…私は闇の中で…職員住宅の扉を叩きました。この時、中では、（看護婦の）アンとハンナとマリアムがロウソクの光の下で一緒にお祈りをしていたのですが、アンは扉を叩く音をきくと同時に、〝ああこれは、神様が私たちの祈りに応えて下さって、私たちのところにお遣わしになったドクターがノックしているに違いない〟と感じたそうです」（文献6、二〇一頁）。

この旅によって、伊藤邦幸は一九七一年からオカルドゥンガで働くことを決意した。

4――山の中の思想家

「シュバイツァーの著作は、働きながら考え、考えながら行為し、行為と思索が常に一方的でなく相互に浸透し合いつつ進められている…つまりシュバイツァーは思索と行為を交互に積み重ねてゆく中で思索を深めた方であります」（文献8、一一八頁）。

これもまたシュバイツァーからの影響だったのであろうか？　伊藤邦幸もまた、どこにいても思索の人であった。

標高約三〇〇〇メートル、エベレストの麓にあるチャルサというチベット難民部落におけるスイス赤十字の活動を見た時のことである。チャルサでの活動に感銘を受け、文明を計る尺度についての思索を深めた。

- 社会の底辺に沈んでいる人々に対して、社会全体が連帯意識と愛を絶やさないこと。
- 識字率の高いこと。
- 社会における独身女性の地位が低くないこと。
- 社会の構成員の全員の活動が勤勉であると同時に芸術的であること。
- 著しい貧富の差のないこと。
- 他部族に対して心理的に閉鎖的でないこと。

そして、チャルサで見たチベット難民を、世界でも第一級の文明人と称した（文献7、二〇二頁）。ネパールでの最初の三年間の行為と思索をまとめた著作の締めくくりには鉄眼の教えを持ってきた。一七年かけて日本最初の一切経（今で言えば仏教聖典全集）公刊をなしとげた鉄眼の教えである。

「ある雪の日、鉄眼は…喜捨を乞うていた…その時一人の武士に馬の鞭で額を打たれてしまう…しかし鉄眼は、逢坂山を越えてその馬上の武士を追い、〝どうかこれを御縁に仏様と縁を結んでいただきたい〟と申し出たという」（文献7、三二七頁）。

「…鉄眼が武士を追って行ったということは、決して根性とか志の堅さによるものではあるまい…彼の心に溢れるばかりの愛が宿っていたればこそ、彼は腹も立てず、逢坂山をものともせずに、歩いていけたのである。われわれに求められているものも、また必ずしも志の堅さではない。ましてや見通しのよさや、仕事の上での熟練だけでもない。それは、鉄眼における如き、尽きることなき愛の心であろう。このことを教えられた私は、山あいの陸の孤島に住む年月、折にふれてはこの慕わしき先達に思いをよせたことであった」（文献7、三一八頁）。

鉄眼を思い起こすことによって、自分が診てきた小さき患者たちとの出会いの意味を再認識した。

「まことに私どもが縁を結び、友と呼べるべきは、通りがかりの馬上の武士にとどまらない。目に見ゆる像のかげに、貴き方がかくされていはしないか。私たちが患者を前にするとき、そこに苛立ちつつ待ちあぐね、苦しみ、渇き、呻いていたのは――主よ、あなたではなかったでしょうか（一九七三年六月三日）」（文献7、三一八頁）。

5――日本での日々、再出発

一九七一―一九七三年、一九七四―一九七七年、産婦人科医の聡美夫人と五人の子どもを引き連れてのネパール滞在。その後、伊藤邦幸は静岡県浜松市の聖隷三方原病院で約一〇年間整形外科医として働いた。浜松では、浜松医科大学の学生などとともに夜の勉強会も始めた。夜七時頃から深夜一二時頃までの西洋古典の読書会、カール・ヒルティーのドイツ語原書読書会、さらにはギリシア語聖書の読書会。

診療を続け、学生たちを指導している中、一九八六年、第三期のオカルドゥンガでの活動準備中、聡美夫人が富士山頂付近で滑落死してしまった。聡美夫人は台湾出身。東京女子医大で学び、産婦人科医となった人である。

ガンジーとも親交のあったイギリス人平和運動家ミリエル・レスターを尊敬し、彼女の「殺すなかれ」という教えに忠実に行動した人でもあった。ミリエル・レスターにとって、「殺すなかれ」とは、殺人罪を犯すな、ということだけではなく、すべての人殺しに対して手を貸したり、その準備に手を貸すなどという教えであり、具体的には、軍需産業に手を貸すなということであった。

「…毎年、税金を納める季節が来ますと、彼女は税務署に手紙を書きました。〝日本国の政府は日本国の憲法に反して軍隊の準備をしている。そのために一〇％のお金を使っている。これは憲法違反でありますから、私の払った税金の内一〇％は払い戻してもらいたい〟。彼女は毎年そういう申し立てを続けました。それは彼女が住む地域である国家に対して、それをする義務があると感じていたからであります」（文献6、一九一頁）。

聞き入れられない声かもしれない。それでも聞きたくない真実を語ることを実践する、手紙を書き続けた意味はそこにあった。その聡美夫人が先立ってしまった。

6――ネパールは世界のために

一人になってしまった伊藤邦幸は、一九八八年から一九九二年、再びオカルドゥンガに向かう。今度は公衆衛生活動のために。患者を診る、というよりも、患者を出さない活動をするために。

忘れがたきは、一九六八年初めてオカルドゥンガを訪問した時に、訪問客ノートに自ら残した言葉であった。

「われは、オカルドゥンガのため、オカルドゥンガはネパールのため、ネパールに世界のため、世界はキリストのため、そしてすべては神のために」（文献6、二〇二頁）。

まだネパールが世界の最貧国の一つだった一九六八年当時、「ネパールは世界のため」という発想ができたということは注目に値する。というのは、私たちは強い者、力のある者こそが世界のために何事かをなし得る者であり、小さく弱く脆弱な者が、社会のため、世界のために何かができるとはなかなか思えないからである。

ある意味で常識外れと思えたこの言葉が書かれた四〇年後もなお、ネパールはアジアの最貧国から抜け出せずにいる。しかし、少ないながらも人は育ってきている。ユニセフなどを介して世界的な活動をしているネパール人もいる。ネパールは人を介して、今、世界のために貢献している。

7――シュバイツァーからの学び

二回目のネパール派遣を終えた頃のことである。伊藤邦幸は一九七七年（四六歳）、京都新島会館で行った記念講演会の中で、シュバイツァーから学んだことを、自らのネパール体験と重ね合わせて述べている。

「私は幼い頃より志を立てまして、シュバイツァーの全くの猿真似を心がけ、自分なりにその跡を歩むことを試みました…その中で一番大切な中心点は、彼の二十才の誕生日の朝の思いであります…その真似をして二〇年近くを歩き、このことの持っている意味の重大さをつくづくと思います。と申しますのは、人間が自己を教育することとこの世にあって人間としての務めを果たすということは、なんらかの形でこうした決心と結びついているからです」（文献8、一〇五、一一一―一一二頁）。

「私がネパールの山奥におります間に、シュバイツァーを憶うたびに、思い返されることが一つありました。それは―人間は他人の評価に生きてはならない（ということ）。また他人の思想を批判することよりも、むしろ批判に耐えうる行為の人として存在すべきこと。そして遂には行為において、思想をも審く者たるべきこと。これすべての実践家に負わされたるの義務である—という思いであります。

今、山を降りまして、日本に帰り来たって、別の感懐がございます。それは—〝いかなる条件の下においても、人間が、真の人間性を以て、人間に働きかけることは可能である—このことのいかんに人類の将来は繋っている〟という思いであります。

そして残された生涯をもこの思いを以て生きたいと存じます」（文献8、一二七頁）。

文献

6　増永迪男『踏み絵踏まざりし者の僑我等—回想　伊藤邦幸』キリスト新聞社、一九九七年。
7　伊藤邦幸・伊藤聡美『ヒマラヤ診療その日その日—迫り来る飢餓の足音を聞きつつ』新教出版社、一九七四年。
8　伊藤邦幸『海外医療協力論』キリスト教図書出版社、一九八八年。

12

イヴァン・イリイチ

プエルトリコの脱落者との出会いが私を変えた

…自分が小さなろうそくの灯になることを恐れてはいけない…他の人びとにとってかれらの人生を照らす灯となることを恐れてはいけない（文献9、二二四頁）

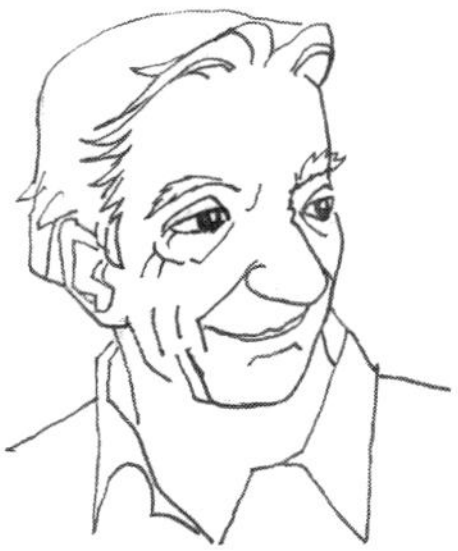

1――学校・医療・交通の神話

「わたしたちは自ら歩き、学び、病気や損傷を癒す固有の力を有している。それは、わたしたち一人一人の自律的能力であり、伝統的な文化の体系に支えられ、隣人との相互交換から守られているものである。ところが、産業的な技術科学文明はこうした自立的能力を麻痺させてしまっている。学校で教えられ、専門的医者に治療され、…乗り物で運ばれる私たちの日常世界では、無限の「成長」が幸福な生活を保証すると考えられている…。

イヴァン・イリイチは、…（この）産業的生産様式にかわって、既存の社会主義やコミューンともちがう新しい社会主義のイメージを、自律共同社会（convivial society）の再建として提唱した…」（文献10、一一―一二頁）。

以上のことを、イリイチ自身、以下のように語っている。

「われわれは、生きる力を失えば失うほど、手に入れた品ものにますます依存するようになります。ちょうど、われわれが、人びとの健康のために病院に依存し、子どもたちの教育のために学校に依存するようになったように。…病院の多さは、現実には、人びとの不健康を示し、学校の多さは、人びとの無知を示しているのです。同様に、生活を便利にする多様な品々は、人間の生活のなかで、創造性が発揮される場所を最後の最後まで切りつめてしまうのです」（文献11、一〇頁）。

イリイチは公衆衛生を専門としたわけではない。しかしながら後に示すような、健康の医療化に対する提言もしており、途上国の医療や公衆衛生に及ぼした影響力は甚大である。

わたしは〝わが家〟と呼べる場所をもったためしがありません。わたしはつねに、今いるようなテントもどきの住居で暮らしてきたのです、と語るイリイチ。そのイリイチの軌跡を若き日の原体験に焦点をあてて辿ってみたい。

2——ウィーンよ、さらば

母親がユダヤ人であったため、イリイチは一九四一年（一五歳）、ナチスのユダヤ人排斥運動によってウィーンから追放された。イタリアの山村で思春期を過ごし、その後さらにイタリアで中等教育、自然科学（特に結晶学）を学んだ。

ローマのグレゴリア大学では哲学、神学を修め、一九五一年（二五歳）、オーストリアのザルツブルグ大学より歴史学の博士号を与えられた。と同時に、ローマ・カトリック教会から聖職も授けられ、カトリックの司祭となる資格も手にした。

しかし、どうして聖職者になったか、といわれるとイリイチはこう答えている。

「わかりません。わたしには自分の人生における重要な決断のほとんどについて、その理由がわかりません」（文献9、一二六頁）。

一九五〇年頃研究のために立ち寄ったのがニューヨーク。

そこでプエルトルコ人の住むスラムに関心をいだき、一九五一年、イリイチは、マンハッタン島ウエストサイドの一角にあるインカーネーション教区の叙任司祭となった。

3――プエルトリコへ

ニューヨークにいたのは一九五一年から五六年まで。期待された役割はプエルトリコ島からニューヨークに移り住んできていた大量のプエルトリコ人のために研修計画を立案し、実行することであった。

当時、その地域にはすでにアイルランド人、イタリア人、ユダヤ人がニューヨーク市民として住んでおり、新参者の到来に対して、彼らは、かつて自ら蒙ったのと同じような偏見をもって臨んでいた（文献9、二六頁）。

「外国人ではないが異国的な」プエルトリコ人。「自分の方針を決めるに当たって、手軽な固定観念を頼りにしている」ニューヨーク市民。

両者のせめぎあいをイリイチは目にした。プエルトリコ人は到底ニューヨーク市民に理解されているとは思えなかった。長年にわたる熱帯の伝統的な生活習慣。植民地的な民族風土に根づいた非ヨーロッパ的なカトリックとしての素朴な行動様式。彼らが話すスペイン語という言語。イリイチは、両者の行動特性の背後に潜む「違い」を読み解く必要性を強く感じた。

そして両者の「対話」を重要視し、言葉の習得、異文化理解、生活様式の理解のための活動を行った。五年後の一九五六年秋（三〇歳）には、移民を送り出しているプエルトリコ島に渡り、同島第二の都市であるポンセのカトリック大学の副学長となった。

プエルトリコではニューヨークでの経験をもとに、「相互文化コミュニケーションセンター」を開設し、数多くの講座を開いた。センターの第一の目的は「異なる生活様式をもっているひとびとに関する事柄の意義の認識とその価値の認識の尊重」であった。

4――脱学校の社会

プエルトリコでは、イリイチの名を一躍有名にした、「脱学校の社会」を書かせるきっかけとなった原体験をもつことになった。

「…わたしはプエルトリコの教育に関するきわめて重大な諸決定や、法律の制定について責任を負っていました。それゆえ、わたしは自分自身が何をおこなっているのだろうかと反省してみる必要があったのです。すると自分が、おかしいほど宗教的な文脈に類似したある文脈の中で活動していることはきわめて明らかであると思われました。そこで、わたしは直観的に、学校の非公立化について語りはじめたのです」（文献9、九七頁）。

プエルトリコでまず気づいたことは、学校が、半分の学生にとって――より貧困な家庭からきている方の半分の学生にとって―、必修の五年の初等教育を終えられる確率が三分の一しかないようなかたちで構成されていたということであった（文献9、九四頁）。

このような学校教育のシステムにふれ、教育についての深い洞察が生まれた。

「…学校教育が、すくなくともプエルトリコにおいては、半分の子どもたちの生まれつきの貧困をいっそう悪化させ、さらに、かれらの内面に、教育を修了していないことに対する新たな罪悪感を植えつけることに役立っているという事実を直視する人間はいませんでした。それゆえわたしは、学校とは不可避的に脱落者を生み出すシステムであり、しかも、成功者よりも多くの脱落者を生み出すシステムであるという結論にいたりました。学校は…人々に開かれており、誰にもその門戸を閉ざしていないゆえに、一握りの成功者と、大多数の落伍者をたえず生み出すことになるのです。…学校を設計する人びとの考えでは、学校とは平等を促進するために設立されるものでした。しかし…はずれくじを引いた人びとはかれらの支払ったものを失うばかりでなく、その後の人生において劣等であるという烙印を押され続けることにもなるような宝くじのシステムのように作動しているということをわたしは発見したのです」（文献9、九四―九五頁）。

「わたしが脱学校（deschooling）ということばで意味したのは、学校の非公立化（disestablishment）でした。学校を廃止すべきだと考えたことはありません。…アメリカの憲法においては、…教会の非国教化（disestablishment）という概念を生みだしました。…公的なお金をつぎ込まないことによって、非国教化をおこなう。そうした意味で、学校を非公立化することを私は要求したのです」（文献9、九六頁）。

こうして、貧しい人たちの教育の現状をつぶさに分析し、プエルトリコでは、強制的な教育が「構造化された不公正」をもたらしている、という結論にたどりついたのであった（文献9、二七頁）。

5──教会よ、さらば

プエルトリコにいた最後の年、一九六〇年、イリイチは出生率の制御に賛同する市長とそれを支える教会と対立した。

「時が巡り、政治的な行動を起こさねばならないと思わせる事態が生じました。二人のアイルランド系のカトリックの司教が…、次のようなかたちで政治に介入したのです。つまりかれらは、ドラッグストアでのコンドームの販売禁止を訴えない政党（民主党）に投票した人間は（カトリックから）破門するといって脅したのです…わたしは、そうした宗教的な問題がアメリカの政治において ふたたび取り上げられるようになるのを許すことは非常に危ういことだと感じました。というのも、まさにプエルトリコ人は、二人のアメリカ人司教がその配下にカトリック教徒の圧倒的多数派を抱え込んでいる場所だったからです。…ほとんどの人がこうした事態を真剣に受け止めておらず…わたし自身が何かを行なわねばならなかったのです」（文献9、一三二頁）。

それだけではない。イリイチは後になって、ローマ・カトリック教会の内部で、きわめて精力的に、「開発」に反対する運動に取り組んだ。

イリイチが異文化理解の困難さと真っ向から取り組んでいる中、一九六〇年、法王ヨハネス二三世は、米国、カナダの全宗教指導者に対して、その一割にあたる約二万人を宣教師として、ラテンアメリカに派遣するように要請していた。また一九六一年には米国大統領ジョン・F・ケネディが、「進歩のための同盟」政策をラテンアメリカ諸国の外交団の前で表明していた。非識字者の撲滅、住居の建設、公衆衛生の向上などがその目的とされた。しかしながら、これは一九五九年に起こったキューバ革命、それによって生じうるラテンアメリカの社会主義化に対抗する手段でもあったとも考えられている。

同時に推進されたのが「平和部隊」である。米国の若者が二年間途上国に行き、さまざまな奉仕活動をしようというものである。表向きは非政治的、非宗教的ではあった。しかし、根本にはこれらの教会の方針と政治政策が背後にあったものと考えられている。

ところが、イリイチによれば、「富める国々はこんにち、貧しい国々に対して、交通渋滞や病院内への閉じ込め、そして学校の教室といった拘束衣を、善意によって押しつけている。そして国際的な同意にもとづき、それを〝開発〟と呼んでいる」（文献9、三二頁）。

「それによって、人びとは可能な代替的選択肢を想像する能力を奪われ、〝低開発という疚しさの感覚〟を植え付けられることになる。こうした感覚が生じると、〝のどの渇きをコーラに対するニーズと言い換える〟ようになる…その結果生じることになるのは〝近代化された貧困〟の状態である」（文献9、三二頁）。

イリイチはなぜ平和部隊を批判したか？

「…わたしが問うていたのは、真摯な人びと、善良な人びと、責任感のある人びとが、ペルーに送られ、村に赴き、その地の住民たちと同様の生活を営もうとすることによって、何が起こっているのかということでした。四つか五つの井戸が掘られ、三年もすればその人は帰国するでしょう…わたしは、ボランティア活動がもたらすダメージを明らかにしたいと考えていました。そのダメージとは、公的機関を通じて現地に赴く人びとが、ラテンアメリカ諸国に対する優越感や救世主コンプレックスをもつことによって蒙るダメージであり、かつまた、アメリカ国内での、貧困諸国のありように関するイメージが蒙るダメージでもありました…」（文献9、一三九―一四〇頁）。

こうして、教会が進めようとしている開発に反対し、また教会そのものにも批判の矛先を向けることによって、イリイチは、プエルトリコからの退去を命じられた。

一九六七年になると今度はバチカンに呼び出され、流言とあてこすりに満ちた匿名の偏向的質問票を突きつけられた。

そして同年、「教会の仕事からいっさい手を引き、司祭としての職務の遂行を中止し、聖職者としての自分に与えられるすべての肩書き、役職、利益と特権をいっさい放棄するというきっぱりとした決意」を明らかにした。

だからといって、教会のすべてを批判していたわけではない。現実に制度的な権力を行使し続ける教会から距離を置きつつ、みずからは本来的な福音の精神に従い続けるという形で、教会への愛を示そうとしたのであった（文献9、一五五頁）。

6――医療をモデルとする身体感覚

「脱学校の社会」についで論議を呼んだイリイチの著書は『脱病院化社会』である。議論の要点は次のようなものであった。

「われわれの社会における高度な医療化の結果として、また医療機関による診断と治療の独占の結果として、人びとは自分たちの感覚を知るためにそれを医師から学ぶようになるということでした…一九三〇年代の初期から五〇年代の半ばにかけての時期に、ますます医師たちは、患者というものを本人の自覚とは無関係につくりあげていくようになりました…その後、一九五〇年代の終わりから一九六〇年代の初期に、医療の内部で改革運動が起こりました。それは、患者の症状ではなく、患者その人を治療しているということを医師に自覚させる運動でした。その結果、良き医療というものが以下のことと同一視されるようになりました。すなわち、医師を訪ねてきた具合の悪い人間に、その具合の悪さの原因を病気と認識する方法を教えること。またかれに、みずからを医師の患者としてつくりあげる方法を教えること。つまり、医師と責任を共有し、健康というこの奇妙なものを、医師と共同で生み出していく患者として、みずからをつくりあげる方法を教えることです」（文献9、二一〇—二一一頁）。

「『脱病院化社会』を書いたとき、わたしが主に関心を寄せていたのは医療化の問題でした。すなわち、患者の苦しむ技術を損なったり、むしばんだりする医療化の問題。また人びとに、君たちはアブノーマルだから矯正や改良を必要とすると告げることによって、かれらに備わる、自己のかけがえのなさを保つ能力をむしばむ医療化の問題。そして、死にゆく技術を損なう医療化の問題です」（文献9、二一二頁）。

その後、「ランセット」誌のなかで、イリイチはさらなる問題提起をした。

「わたしが『脱病院化社会』の中で…理解していなかったことは、苦痛や病気や障害や死というものが、人びとの手から奪われただけでなく、よりいっそう重大なことが生じているということです。すなわち、高度に資本主義化した国々において、人びとは、医原的な〝医師の診断や治療によって規定される〟身体を獲得しつつあるということです。かれらは自己とその身体を、医師たちの説明するとおりに知覚するのです」（文献9、二一二—二一三頁）。

「われわれは現在さらなる革命を経験しつつあります。そしてこの革命は、〝わたしのシステムはそれを受け付けない〟とか、〝正しいインプットを得る必要がある〟とか、〝その赤ん坊のシステムの作動状態を調べるために、わたしは自分のお腹の中の赤ん坊を超音波スクリーン上で見張っていなければならない〟といった言い回しをする人びとによって表現されています。…人びとはますますコンピューターのモデルによって、自己の身体感覚を解釈するようになっているのです」（文献9、二一三―二一四頁）。

7――So what?

イリイチの分析をこうして目の当たりにすると、「じゃあ、そうすればいいのか？」と問いたくもなってくる。これまでも頻回に引用してきた文献の中でケイリーもこう尋ねている。

「…次にどうすべきだとおっしゃるのですか？　実際のところあなたが勧めておられるのは、闇の中を生きることなのでしょうか？」（文献9、二二〇頁）。

イリイチは答える。

「いいえ、違います。わたしが勧めているのは、闇の中にろうそくの明かりを運ぶこと、闇の中のろうそくの明かりになること、自分こそ闇の中の炎であると知ることなのです」（文献9、二二〇頁）。

この心構えは、公衆衛生にとっても重要である。近年医学にならって公衆衛生においても、科学的根拠に基づくアプローチがもてはやされている。そのような根拠を作り出すのが学術誌である。

ところが二〇〇五年、世界の四大医学雑誌の一つであるランセット誌が大きなスキャンダルに見舞われた。同誌はエルゼビア社という世界最大の医学系出版社（二〇〇〇種類の学術雑誌刊行）によって発行されており、公衆衛生政策に関連した論文もよく掲載している。そうして「みんなの健康」を取り扱うはずのエルゼビア社が、実は兵器見本市を開催しているということを、イギリスのＮＧＯが告発した。。巨大企業の闇の中に、小さな明かりが灯された。告発記事は Reed Elsevier and the international arms trade. (Lancet, 2005) としても掲載された。ＮＧＯの告発に同意した医師らの勇気ある行為として。しかし、エルゼビア社長は全く聞き入れようとしなかった。そこで、二〇〇七年、Richard Smith 元英国医学雑誌編集長が再度告発。結果として二〇〇八年五月三〇日、エルゼビア社は最終的に武器貿易フェアを中止した。三年がかりの戦い。二〇〇五年に小さな明かりが灯されたからこそ、可能となった戦いであった。

学術分野だけではない。公衆衛生は実践の場においても、大気汚染、放射能汚染、水質汚染などさまざまな環境汚染の改善をめざす。もし大きな権力が関わってその努力を邪魔でもしようものなら、私たちは戦っていかねばならない。誰かが闇の中にろうそくの明かりを灯さないといけない。「みんなの健康」に関わることだから。

では、灯された明かりをどうするか？　リオ・デ・ジャネイロからやってきたエルデル・カマラ（一九〇九―一九九九、ブラジルの大司教）氏との出会いについてイリイチはこう語っている。

一九六二年、カマラ氏は、ローマ教皇庁と対抗するための会議を創設した。そんなある日のこと、カマラ氏は一人の将軍と会う約束をしていた。将軍は、ブラジルの反妊娠中絶教会の設立者の一人であり、のちに無慈悲な拷問を行う一人となる人物でもあった。そうなるであろうことをカマラ氏は理解していたようであった。

将軍との会談終了後、カマラ氏は椅子にばたりと座り込みながらも、当時三六歳だったイリイチに対して次のように語った。

「けっしてあきらめてはいけない。人が生きているかぎり、灰の下のどこかにわずかな残り火が隠れている。それゆえ、われわれのすべきことは、ただ…息を吹きかけなければいけない…慎重に、非常に慎重に…息を吹きかけ続けていく…そして火がつくかどうか確かめるんだ。もはや火はつかないのではないかなんて気にしてはいけない。なすべきことはただ息を吹きかけることなんだ」（文献9、二二〇頁）。

イリイチはその後もシャドーワーク、ジェンダー、エコロジーの諸問題と取り組んでいく。その七六年の人生は、出会いに満ちた人生であった。

「…わたしの人生の大半は、しかるべきときにしかるべき人物に出会い、その人物に助けられたことの結果から成り立っています」（文献9、九二頁）。

イリイチにそのような出会いが与えられたのは、イリイチが「生きる」ために必要な根源的問題を「現実」の中に見いだし、かつその問題解決のために志向し、行動し続けたからではあるまいか。

文献

9　ケイリー、D編、高島和哉訳『I・イリイチ　生きる意味』藤原書店、二〇〇五年。
10　山本哲士『学校・医療・交通の神話』新評論、一九七九年。
11　イリイチ、I著、桜井直文監訳『生きる思想』藤原書店、一九九一年。

第六章　公衆衛生編

岩村　昇

岩村昇（一九二七年五月二六日―二〇〇五年一一月二七日）は、愛媛県宇和島出身の公衆衛生医。日本キリスト教海外医療協力会からの派遣ワーカーとして、ネパールで約二〇年間公衆衛生活動を行った。「ネパールの赤ひげ」と呼ばれ、孤児の養育などにも従事した。

13

岩村　昇

ネパール青年との出会いが私を変えた

あなたの心の光をください（文献1）

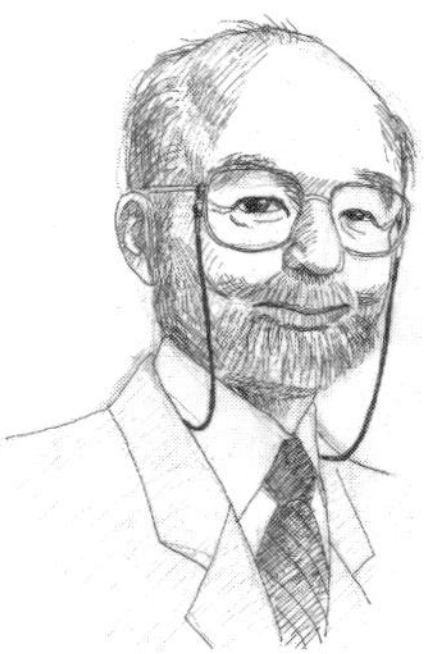

1――躍り躍らせる名人

岩村昇が参加する集会に何度か出席したことがある。公衆衛生の専門家は、保健活動を進める際、自ら躍るのではなく、そこに居合わせた人を躍らせることを重視する。そうしないと、専門家不在の中、活動が続かないからである。また黒子に徹するのが、公衆衛生の醍醐味でもある。

しかし、岩村昇は自らも躍り、かつ自分以上にそこに居合わせた人を躍らせる名人であった。多彩なエピソードを駆使し、ストーリーを語る名人でもあった。

ネパールでの経験をもとにしたエピソードは感動的で、行くところどころに、たちまち「ネパールを支える会」、といった会が新たに誕生した。学生を相手にした集会では、多くの学生を「将来途上国で働きたい」という思いにさせた。

いくつかのエピソードを紹介する前に、若干固い、海外医療協力の歴史的背景をかいまみておきたい。

2――医療伝道から海外医療協力へ

日本人による国際医療協力は一九三〇年代から始められていた。第二次世界大戦前、京都洛南の貧民街で伝道をしていた志村卯三郎牧師の中国における活動が一つのきっかけである。軍国主義を嫌っていた志村牧師は、一九三七年中国に渡り、戦争被害者の実情を知り、中国難民救済のための施療班の必要を感じた。

その影響を受けた京都大学の医師、医学生、看護師らによる医療班が結成され、上海と蘇州の間にある太倉で二ヶ月間医療活動がなされた。

引き続き、日本ＹＭＣＡ同盟学生部による医療活動もなされた（文献2、一七―二五頁）。やがて第二次世界大戦後、東京大学の総長となる矢内原忠雄が、中国におけるスコットランド医師デュガルド・クリスティーの医療伝道の記録を訳出した『奉天三十年』（一九三八年刊、岩波新書の第一冊目でもある）が多くの医学生に影響を与えたのもこの頃のことであった。

そして敗戦。戦後一九四九年にキリスト者医科連盟の全国組織として「日本キリスト者医科連盟」（通称キ医連）が結成された。

米国による日本占領が続いた一九五一年まで、海外との公的交流は極めて限られていた。しかし、それ以後は各国との交流が開始され、一九五九年にはインドネシアでの海外医療協力活動が新海明彦医師や梅山猛医師によって始められた。この活動をきっかけに一九六〇年、「日本キリスト教海外医療協力会」（ＪＯＣＳ）が結成された。

ＪＯＣＳは日本がアジアの人々に対して犯した戦争への深い反省に立ち、和解と平和の実現を願って設立された会である（http://www.jocs.or.jp）。その設立にあたり、医療伝道から海外医療協力へと活動名称も変わることとなった。

ＪＯＣＳの活動が開始されて間もない頃のこと、ネパールからの派遣依頼を受け、岩村夫妻がネパールにいくこととなった。

3――ネパールへ

鳥取大学医学部公衆衛生助教授のまま、二年間の留学ということで、岩村昇（当時三四歳）は史子夫人とともに、一九六二年一月六日、羽田を発ち、まずはカルカッタに飛んだ。先行していたのは川島淳子、上田喜子看護師。その後揃って三〇日にカトマンドゥに到着し、ネパール合同ミッションの一員として働くこととなった。

ネパール語の研修を終えた一九六二年四月中旬、より辺境の地タンセンに向かった。公衆衛生活動を展開するためである。当時の交通事情はただならぬ厳しいものであった。

「四月一七日、とうとう私たちの仕事の場、タンセンに参りました。カトマンドゥを一五日出発し、飛行機で一時間半、トラックで三時間、それから歩いて山を三つ越え、谷を渡り、途中の部落で二泊して、山の上に鎮座しているタンセン病院に辿り着きました」（文献3、九五頁）。

病院をベースにしながらも、岩村昇は頻回にパブリック・ヘルス・トリップ（公衆衛生視察旅行）を繰り返した。アメリカ人医学生、オッコーナー氏を伴っての第六回目トリップの様子が著書の中に詳しく記録されている。

「…六〇〇人の人口のこの村だけで、今日までに、四四人死んだという。初発は山向うの村で、二ヶ月も前のことらしい…この二ヶ月間何の医療もうけず、ただ流行し、死ぬにまかせてあった…この人たちのくらしている環境はと言えば、便所は皆無、菌のうようよいる下痢便は野外に放置されたまま、その上に、はえが真黒にたかっている。水が不便で、一時間かかって谷底まで汲みにおりねばならず、一人一日の飲料、炊事、洗い物全部の使用量が一リットル足らず、したがってろくすっぽ手も洗わずに、その手で調理し、手づかみで食う習慣である」（文献3、一一五—一一七頁）。

患者たちに、サルファ・サイアゾールを投与し、多くの患者が治癒、さらに五村を回り、五日ぶりにタンセン病院に帰着。その後も一般的な公衆衛生活動に留まらず、結核対策の一環として、長い山旅の続く、結核キャラバンが繰り返された。

労働経済学者であり、成田空港闘争の解決にも尽くした隅谷三喜男は、ＪＯＣＳの元会長でもあったことから、岩村昇が得たであろうネパールからの学びを上手にまとめている。

「この山村をめぐり歩いて岩村医師は初めてネパールの村落とそこでいきる人たちの実態を知ったのである。きびしい自然条件の中で、互いに助け合いながら生きぬく村人たちの強い共同体意識にふれ、彼らなりの生活の知恵も学んだ。この山村の人たちの生き様に学び、基づかない限り、いかなる医療保健のプログラムもその効果をあげえないし、その上に立てば、医師たちの努力の何倍にもなる成果をあげうるであろうことを知らされたのである」（文献2、九九頁）。

4――スランプ：何のための公衆衛生？

とはいうものの、ネパールでの生活は常に喜びに満ちたものではなかった。

「…ネパールの山の中にはいって一年目、わたしはスランプにおちいっていました。あまりに多い疾病と深い貧困にある人たちの中で、自分たちの行う医療が一体何の役に立つのか…ただ労働のくり返しの果てに、自分の魂もひからびてくるのを感じる。神様はネパールでわれわれに何をさせようとなさっているのか…」（文献3、二四〇頁）。

そんな時である。ネパール合同ミッションの総幹事ミスター・リンデルがタンセンにやってきて、貴重なメッセージを残してくれたのは。

「諸兄姉は、この一年間に何万というネパールの病める人たちと、医療を通して親しく交わったのだが、その中から一人の…友を得たか」…「友とは心の友である。あなたがそのネパール人、心の友の悩みを聞いてあげるだけでなく、ネパール人の心の友に悩みをうち明けてあなたが慰めてもらえるような、そういう友を得たか」（文献3、二四一頁）。

「そんな友をつくることができぬままに過ごしてしまった」という反省と新たな決意をもって、山暮らしはなおも続けられた。

5――サンガイ・ジウネ・コラギ（みんなで生きるために）

「自分の心を空しくして新しい視点で周りを見たとき、出会いは必ずやってくる」（文献1、七八頁）、そんな経験を岩村昇は何度も持った。

「結核患者を捜して一つの山村に入った時のことです。そこには、一人のお婆さんが喀血して苦しんでいました。早く病院に連れて行かなくてはならない。しかし運ぶ手だてがないのです…その翌朝、通りかかった一人の若い農夫が、〝ドクター、私はあなたの病院のある、向こうの山のタンセンの町まで岩塩を買いに行くところです。行きがけは背中が空っぽだから、そのお婆さんを背負ってあげましょう〟といって、お婆さんを背中に背負って運んでくれたのです。タンセンまでは三日もかかる難儀な行程です…病院に着いたとき、そのたくましいネパールのお百姓さんの頬はゲッソリと落ち、体力の消耗がはっきりとわかりました」（文献1、七八頁）。

「…〝長い道のりを本当に有難う〟と、お礼をするつもりで財布を取り出し、こうした場合の人夫賃の倍ははずもうと思いました。しかし、私が手にした財布を見て、その若き農夫は怒ったのです。〝ドクター、馬鹿にしてもらっては困る。俺は確かに貧乏はしているが、この三日間、金儲けをしようと思って婆さんを担いできたのではない〟。裸足でボロをまとった彼に、私は聞きました。〝じゃ、いったい何のために？〟その問いに答えてくれた彼の言葉を、私は生涯忘れまいと肝に銘じました」（文献1、七八—七九頁）。

「サンガイ・ジウネ・コラギ（みんなで生きるために）」（文献1、七九頁）。

「だってドクター、俺は若い。だがお婆さんは年寄りだ。それに俺は健康で体力も余っている、お婆さんは病気で体力を消耗している。俺に余っている若さと体力を、長い人生の間のたった三日間だけお裾分けしたのだ」（文献1、七九頁）。

岩村昇は、ヒマラヤの夕焼けの中に遠ざかっていく青年を、いつまでも見送っていた。サンガイ・ジウネ・コラギという言葉は、生涯忘れられないものとなった。

6——公衆衛生医としての失敗と学び

公衆衛生医としてネパールに呼ばれ、公衆衛生医としてそこで働いた活動のすべての試みが成功したわけではない。

一九六六年、再度ネパールで働き出した時のこと。日本からの寄付を得て、レントゲン機器を持って行った。山の中でも撮影できる、ディーゼル発電機付きのものである。

当時、村人にとって、それはマジック・マシーンであった。

好奇心もあってか、一日五〇〇人から六〇〇人もの村人が押しかけた。

あまりにも多数の結核患者がみつかる。病院では治療しきれない。

そこで患者さんに三ヶ月分の薬を渡し、在宅で治療してもらう。

ところが、患者の九〇%は自覚症状が治まると治療をやめてしまう。

治療中断する患者のフォローができないまま、五年経ち一〇年経ち、耐性菌を抱え込んだ結核患者が次第に増え、レントゲンのおかげで、ネパールの結核対策はより難しいものとなってしまった（文献1、八七―九〇頁）。

その反省から大きな教訓を学ぶ。

「人間、何が恐ろしいかといって、自分ががむしゃらに〝俺の信じることはいい事だ〟と思って、相手の心情やその人の置かれている状況などを考えずに突っ走ってしまうことほど恐ろしいことはありません。レントゲンは、ネパールの草の根の人びとの生活の背景までは写せないんです」（文献1、九〇頁）。

公衆衛生の専門家としてよかれと思って行った活動が失敗した。それに気づいて、新たな公衆衛生のあり方を見いだすきっかけとなったのは、またしても、山の中での出来事であり、そこで得られた出会いであった。

「ある年、ネパール人男性の保健師研修生を連れて…研修旅行をした時のことです…そろそろ帰路に就こうというところで、急に私のお腹がシクシクと痛み出したのです。…症状からして病名は細菌性赤痢…研修生の一人は、走りづめに走っても往復三日はかかる最寄りの診療所へと薬を取りに行ってくれました…村長さんのお宅の軒下にいると…村長さんは、顔から脂汗を流してひっくり返っている私をのぞきこみ、おもむろに口を開きました。〝ドクター、お前さんはなんと役立たずな医者じゃろう。自分の病気が診断できても、自分で治すことができないとは…〟」

（文献1、九二―九四頁）。

うちひしがれていると、村長さんがお前はアプノ・マンチェ（身内の男）だから、と話しかけて助けてくれた。

「村長さんは〝うちの村には、メディシン（薬）はなくとも、それくらいの病気なら治すお爺さんがおる〟と言います。…村長さんはいうが早いか、私の身体をヒョイと持ち上げ背中に担ぎました…村長さんが私を担いでいってくれたのは、案の定、村の呪術師の家でした…〝村長さん、私の病気は細菌性赤痢だから、そんな呪いなんかじゃなおらんけん…〟というと…村長さんは〝黙っとれ！〟と怒鳴りつけます…私は無理やり抑えつけられ、口をねじ開けられて、呪術師の手から何や臭く、汚いゴミの浮かんだような緑色の汁を流し込まれました…そのまま私は引きずりこまれるようにして深い眠りに落ちていったようです。ぐっすり眠って、翌朝、目が覚めると、下痢は止まり、腹痛もなくなり、熱も下がっていました」（文献1、九五―九六頁）。

このような経験を繰り返しながら、岩村昇は医療人の役割とは何かを深く考える。

「私たち医療人の役割は、住民が参加する医療と保健計画のための手助けをすることではないか。私たち医師が主役となるのではなく、草の根の村人たちの中に、本来備えられた秘められた能力、可能性を信頼して、それを引き出し、その人たちが自ら成長するための縁の下の力持ちとなることに違いない。私は一五年かかって、ようやくこの大切なことに気づいたのでした」（文献1、一〇二頁）。

7――出会いと復活

冒頭にも書いたように、岩村昇のエピソードは豊富である。

ここに示したような一つ一つのエピソードに私たちは感銘を受ける。現代は情報へのアクセスが容易な時代。インターネットで多くのことを知ることができる。海外体験豊富な医療従事者も増え、有益な情報も手に入りやすくなった。しかし、私たちが欲するのは、自分を主役にして自分に役に立つ情報を手にすることばかりではあるまい。自分の心がゆさぶられるような話、反省を促されるような話も聞きたい。本気で仕事に取り組み、失敗し、反省し、自分の計画の外にあるとしか思えない出会いに遭遇し、そして生き返る、このサイクルを繰り返した岩村昇から私たちは今もなお学び続けることができる。

「病気、失敗、失恋、失業…。自分が弱く、苦痛に顔を歪める状態、もはや後がないようなピンチに立った時こそ、実は人生の軌道を修正して本道にかえらせてもらうチャンスがある。大いなるものの懐に身を委ねて素直な心になれたら、それまで完全無欠に思えた自分の在りようも、ひょっとしたら別の在り方が正しかったのかも知れないと考え直すことができる」（文献1、九六頁）。

最初の二年のネパールでの任期を終えるにあたり、岩村昇は忘れがたい出会いを振り返りながら、日記にその思い出を記している。

「いよいよタンセン、いやネパールを発たねばならぬ日が近づいた。また必ずくる。生涯ここで生きるんだ。ここに一番しあわせな生活がある。ネパールにほれこんでしまった。ヒマラヤの自然にだけではない。むしろ自然と戦いつつ融合している人間が大好きになった。あの結核キャラバンの長い歩く山旅の中で、赤の他人の老人を気軽に背負ってくれた、ゆきずりの旅の青年、〝サンガイ・ジウネ・コラギ（みんなで生きるためだ）〟と日当も受け取らずに去って行った。サンガイ・ジウネ――みんなで生きあう生命の尊さ。戦う条件がきびしいだけに、素朴な助け合いがにじみ出てくる人間関係の美しさ。はだしで岩角をふみしめながらの、真実人生は旅である」（文献3、二一〇―二一一頁）。

文献

1　岩村昇『あなたの心の光をください―アジア医療・平和活動の半生』佼成出版社、一九八五年。
2　隅谷三喜男『アジアの呼び声に応えて』新教出版社、一九九〇年。
3　岩村昇・岩村史子『山の上にある病院―ネパールに使いして』新教出版社、一九六五年。

第七章　ドラマティックな公衆衛生

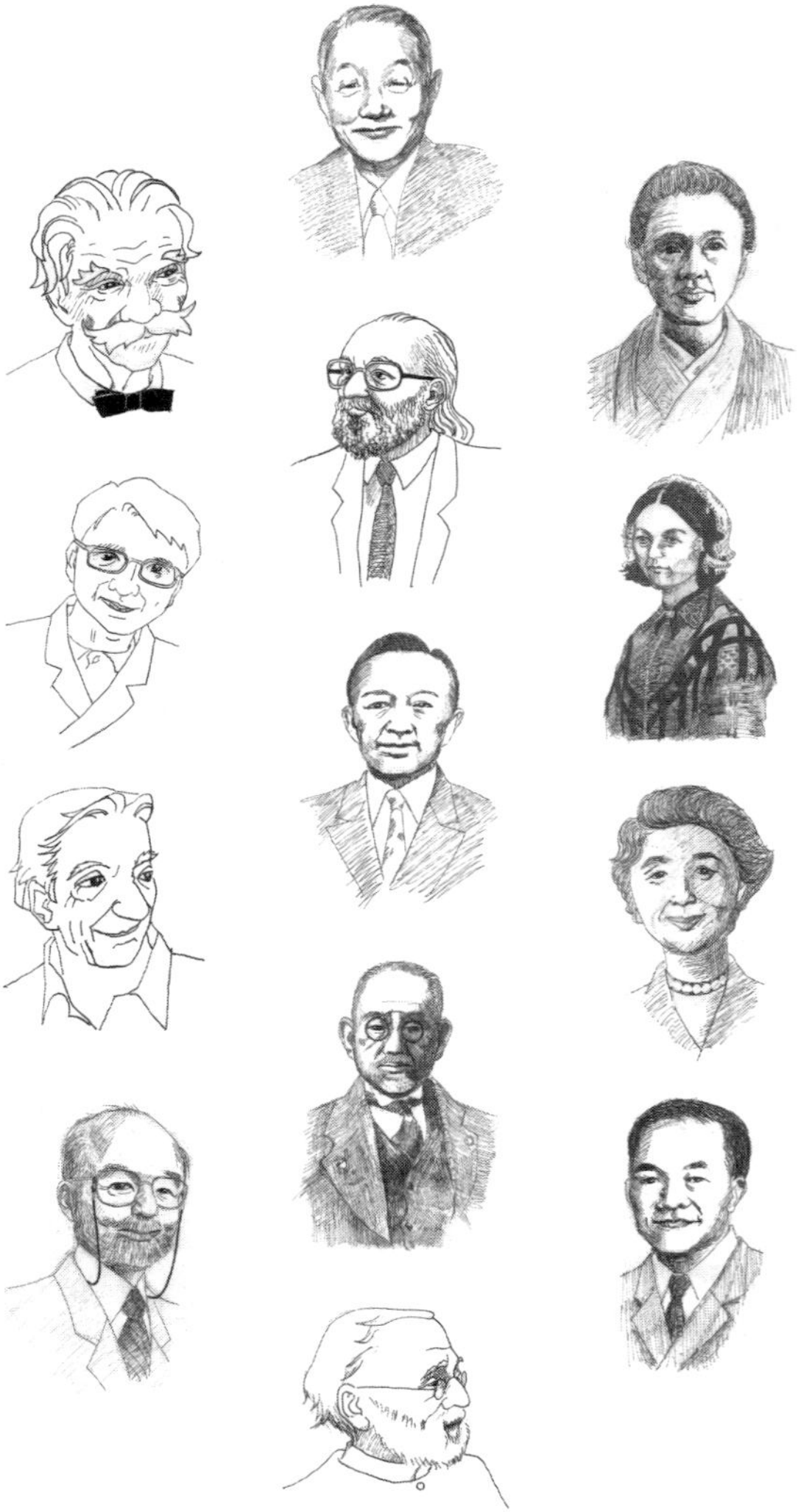

…百年の後に知己を待つのだ。（勝海舟、海舟語録より）

1――ドラマティックな公衆衛生

全体を振り返ってみたい。

荻野吟子は一九歳の時、夫からうつされた淋病の治療経験をきっかけに同じ苦しみをもつ「みんなの健康」のために働くこととなった。自分の苦しみを同じ女性に味わって欲しくない、みんなを助けてあげたいと思い、当時としては掟破りの道を自ら歩み、日本初の女医となった。

二〇代の時に「貧困」の現実に触れ、人々の苦しみを救うためには社会を変えなければならないと立ち上がった人がいた。ルドルフ・ウィルヒョウ、後藤新平、深沢晟雄《まさお》である。そのために彼らは政治家にまでなった。「みんなの健康」だけではない。「みんなの暮らし」を変えるための働きをした。

二〇代に責任のある仕事につき、そこで得られた経験を生涯に渡って発展させた人もいた。ジェームズ・イェン、イヴァン・イリイチ、パウロ・フレイレである。彼らは自らに与えられた任務を果たす中で、抑圧された人々の声を聞いた。苦難にあえぐ人々から学び、失敗経験をばねにして飛躍した。他の人にとっては体験として通り過ぎるだけのものであったかもしれない出来事。それが、彼らにとっては自らの生き方をも変えうる経験となった。

若き日に大きな夢をもちながらも、三〇代に入ってようやくそれが実現し、これまで住んでいた世界とは別の世界で活躍した人もいた。アルベルト・シュバイツァー、岩村昇、伊藤邦幸、フローレンス・ナイティンゲール、神谷美恵子、若月俊一である。都会の公衆衛生ではなく、世界の遠隔地、日本の遠隔地で「みんなの健康」のために働いた。

ここに紹介した先達は、一部の例外を除けば、自らの使命を単に実践しただけではない。その活動をよく書いて残してくれた。また周囲の人々も彼らについて書き残してくれた。だからこそ、今回の著作が可能となった。彼らにとっては、多くの人々への救いの現場が自らの学びの場でもあった。

本書を書き続けていく中で、積極的に書かなかったことがある。悪口や批判である。例外としてシュバイツァー批判はあまりにも有名なので、若干ふれた。批判はナイティンゲールに対してもあるし、他の多くの人に対してもある。

人間としての弱点は誰にでもある。弱点を書いた方が、人間味、現実味が感じられ、親しみやすくなるということは確かにある。しかし、どんな弱点があったとしても、彼らが「みんなの健康」のために大きな働きをなしたことは確かであり、そこにある精神は引き継ぐに値する。引き継ぐべきことを限られた紙面の中で強調したいと思った。

フィクションであれ、ノンフィクションであれ、保健医療界には、さまざまなドラマがある。一人の健康に注目してみると、短時間で劇的な変化が見えやすい。ドラマにもなりやすい。一方、みんなの健康が変わるには、時間がかかる。変化はすぐには見えない。

しかし、先達のストーリーを長い目で見てみると、みんなの健康のために社会そのものを変革しようとする、ダイナミックなドラマがあることに気づく。その変化のストーリーは、今目の前で苦しむ人だけでなく、これから同じ世界で生きる人々の苦しみをも解放してくれる力がある。「みんなの健康」のために働いた先達が経験した出会い、彼らの学びを知ることによって、公衆衛生も捨てたものではない、と思える。

幸か不幸か、日本にも世界にも「みんなの健康」を脅かす出来事は絶えることがない。福島の人々はいまだに放射線災害で苦しんでいる。エボラ出血熱の後は、ジカ熱が世界中で猛威をふるっている。災害がない状況でも、病や死に直面し、希望を失っている人たちがいる。一人の健康から「みんなの健康」へと活動を続けていくための実践と学びの場は無限にある。

これまでに紹介したドラマがとりあげたテーマ。その中の一つでもいい。さらに次の世代に引き継いでいってもらえれば、と思う。

しかし、目の前にある、現実に新たに飛び込み、これまで「体験」としてのみ終わっていたかもしれないことを「経験」に変えていくという選択肢もある。今はその時ではないかもしれない。しかしいつか「その時」が来たなら、あなた自身のドラマが始まる。

2――公衆衛生とヘルスプロモーション

これまで、「みんなの健康」（公衆衛生）のために尽くしてきた先達のストーリーを紹介してきた。少しでも公衆衛生の面白さがわかっていただければ望外の喜びである。

過去はそれでよしとしよう。

では現在、公衆衛生は何をめざしているのか？

私の専門分野の一つでもあるヘルスプロモーションの立場から私なりの見解を示して、本書を締めくくりたい。

小見出しにあげたヘルスプロモーションとは一九八六年カナダのオタワ市で開催されたＷＨＯ

の第一回世界ヘルスプロモーション会議を契機とし、世界中に広まってきた公衆衛生推進のためのアプローチである。当時は「新しい公衆衛生」とも呼ばれていた。

ヘルスプロモーションというカタカナ用語は専門家の間だけではなく、住民の間でも使われている。例えば、高校の保健体育の教科書にもこの言葉はでてくる。

一方、厚生労働省による健康増進法を始めとし、いまだに健康増進という用語もよく使われている。

ヘルスプロモーションの「ヘルス」は健康、「プロモーション」は増進（または推進）。確かに日本語に訳すと「健康増進」となる。「な～んだ、一緒じゃないか」、と思えなくもない。しかし実際には公の場で二つの言葉が混在している。

ヘルスプロモーションとするのがよいのか、健康増進としたほうがよいのか？　歴史を振り返ってみたい。

実は「健康増進」という用語は昭和二年にすでに使われている。

昭和二年一月、大日本国民健康増進会という組織から「健康増進」という雑誌が発刊された（文献1）。

日本が海外に進出しようという時代、雑誌の表紙には「地球」を力強く持ち上げる青年の姿、そして日本ではなくアジアを中心に見据えた構図が描かれていた。

当時は、富国強兵策強化の時代。「国民全体の身体」として個々人の身体を国民共有化するという思想が広められていた。

男にとっては戦うための健康。女にとっては産むための健康。

「健康増進」はお国のためのものだった。すなわち、一人ひとりのためというよりも、国を守り、国を強くするための「健康増進」が唱えられていた。それは、現代、ヘルスプロモーションで強調されるように、政策と結びついたものではあった。

しかし、富国強兵という、ある意味、戦争のための政策と結びついていた。

一九四五年、日本は敗戦を迎えた。その後「栄養」「運動」「休養」というキーワードによる健康づくり政策が始まった。昭和五〇年代には日本各地に健康増進センターが作られた。

運動指導。栄養指導。さらには健診活動、肥満教室などがセンターで始められた。

健康増進センターでなされてきた「健康増進」の直接目的は、お国のためというものではない。みんなが「病気にならないようにするため」、「健康になるため」というものであった。早期予防によって医療費が軽減されうる、という間接目的を国としてはもっていたであろう。しかし、みんながより健康になって、軍事を軸に、健康な身体で国を守るといった考え方はすでになくなっていた。

3――ヘルスプロモーションの効果

健康増進の目標はこうして敵国から守るための国づくりから平和な環境下におけるみんなの健康づくりへと変わってきた。

ヘルスプロモーションはどうか？　まずはみんなの健康づくりをめざす、という点では共通している。ただしそのやり方が若干異なる。

WHOはヘルスプロモーションを、「自らの健康を自らが管理でき、改善できるようにするプロセス」と定義している（文献2）。そのために以下に示す五つの戦略を用いる。

- 健康的な政策づくり、
- 健康を支援する環境づくり、
- 地域活動の強化、
- 個人の技術の開発、

・ヘルス・サービスの方向転換。

このなかでも政策づくりと環境づくりは、戦後の「健康増進」にはみられ難かった特徴である。そのためにもヘルスプロモーションは、カタカナ書きで残ることには意味がある。しかし、昔の「健康増進」の影が薄れ、この五つの戦略による「ヘルスプロモーション」が根づけば、また漢字復活ということもありうるであろう。

さて、ヘルスプロモーションという言葉がでてくるまでは、「健康教育」という言葉がよく用いられていた。肥満や高血圧などの問題を改善できる行動変容をめざして、専門家がさまざまなアドバイスをするのが健康教育の特徴の一つである。

そして個人や小集団に対して直接働きかける傾向が強い。

ところがよく言われているように、例えばタバコ、酒、運動に関する行動変容は、なかなか思ったようにはうまくいかない。タバコでも酒でも、「わかっちゃいるけどやめられない」、のがその行動の特徴である。

一方、ヘルスプロモーションにおいては、行動変容のために多角的なアプローチをとる。

タバコに関して言えば、禁煙のための行動変容を促すために、ヘルスプロモーションでは上記戦略のうち、環境づくりの一環として、公共空間を全面禁煙とする対策をとる場合がある。飛行機を例にとってみよう。一度でも乗ったことのある人はわかるはずである。空港内に喫煙スペースがあったとしても、ほとんどの飛行機は全面禁煙である。こうして吸いたくても吸えないスペースを増やすことによって、行動は変わりやすくなる。

もう一つの効果的な方法も紹介したい。保健政策戦略の一環としてタバコ税をひきあげる。日本では今のところ、ひと箱四〇〇円前後である。一方、欧米諸国では一箱一〇〇〇円から二〇〇〇円規模となっている国が増えている。一人ひとりに直接指導するというよりも、むしろ当事者とはかけ離れたところで、間接的に、法や制度を改善する。そうやって、「自らの健康を自らが管理でき、改善しやすいようにする」。だからといって健康教育に意味がないということではない。健康に良い政策や環境づくりによって、健康教育はこれまでに比べて、はるかにスムーズに効果をだせるようになる。

ヘルスプロモーションの効果は途上国における事例をみた方がわかりやすいかもしれない。まずは最もわかりやすいタバコの例をとりあげたい。国際タバコ産業による途上国でのアプローチをみてみよう。

WHO西太平洋事務局によれば、ラオス、フィリピン、パプアニューギニアなどで、国際タバコ産業が小学校を用いた禁煙教育を実施している。そこで主に使われているのは、子どもだけをターゲットとしたアプローチである。

「まだ子どもだから吸ってはいけない」と主張する。

かたや、ラオスでは同時に財務省にアプローチし、「タバコ税の引き上げは国の財政にとって、マイナスである」と言う。

ヘルスプロモーション・アプローチを否定するのである（文献3）。

きわめて巧妙である。逆に、ヘルスプロモーション戦略によるアプローチをとれば、禁煙対策はうまく進んでいく。

次にネパールのヨウ素欠乏症対策。

福島の放射線汚染でも問題になったが、甲状腺ホルモンの産生に必要なヨウ素は日常的に摂取しないといけない。しかし土壌が不安定で、かつ山に囲まれ、海藻などが手に入りにくいネパールのような国で日常的にヨウ素を摂取するのは困難である。

そのためネパールではヨウ素欠乏症患者が昔から大量にいた。一九六五―六七年のネパール全国調査では甲状腺腫率は約五五％。なんと国民の二人に一人が罹患していると推定されていた。

甲状腺腫とは典型的なヨウ素欠乏の症状である。ヨウ素が足りないと脳から指令が下り、甲状腺にもっとホルモンを作れといってくる。甲状腺は少ないヨウ素を使ってなんとかホルモンを作ろうとがんばる。しかしそのうちに無理が生じて、だんだん腫れあがってくる。それが甲状腺腫である。

甲状腺腫が二人に一人。この問題解決のためには日常的にヨウ素を摂取できる仕組みが必要である。「自らの健康を自らが管理でき、改善できるように」、ヨウ素をとりやすくするためにはどうしたらよいのか。

飲料水にヨウ素をいれる、コメや麦にヨウ素を入れるという試みがかつて世界のあちこちでなされていた。

そんな中ネパールが採用したのは食塩のヨウ素化、であった。実際、国レベルで活動を推進するために食塩公社を作り、ヨウ素添加塩普及政策が一九七〇年代からとられてきた。

それによって、人々は塩を使うことによって毎日ヨウ素を摂取できるようになった。甲状腺腫という病名など知らなくとも、健康のことなど気にしなくとも、自然に甲状腺腫から解放されるようになった。ヨウ素化塩普及策をとることにより、甲状腺腫率は徐々に減り、着実に健康指標は改善した。これはヘルスプロモーション活動の典型的な成功例である。

「自らの健康を自らが管理でき、改善できるような」政策や環境づくり、それによって人々はより簡単に健康づくりができるようになる。

4――健康は生きるための目的ではない

今述べたような政策や環境づくりをすることによって、人々は健康になりそれを維持できるようにもなる。

それがヘルスプロモーションの到達点のようにも思える。

ところが、一九八六年、この定義が紹介されたオタワ憲章の中に不思議な言葉が紹介されている。

「健康というのは日々の暮らしの資源の一つとしてとらえられるものであり、生きるための目的ではない」という言葉である（文献2）。

ヘルスプロモーションでは健康が大事だということを強調している。

そこで、手に入れた健康は、日々の暮らしに役に立つとも言っている。

けれども、健康は決して人生の目的ではない、ということをこの一文は同時に主張している。

ヘルスをプロモート（増進）するということは、健康を最終目的とするということではない。健康の一歩先にあるものを最終目的とすることである、という指摘がすでになされていたのである。

ではそれは何なのか？

健康より大事なものとは一体何なのか？

それは人によってさまざまであろう。スポーツの試合に勝つこと、職を失わないこと。お金。家族。いろいろな可能性がある。

ヘルスプロモーションの分野では、それは生活の質、生命の質、Quality of Life（ＱＯＬ）、である、としている。

それは神谷美恵子がいっていた「生きがい」や「しあわせ」といってもよいかもしれない。

この立場にたてば、どんなにがんばっても、一定以上の健康レベルにしか到達できない人でも、生きがいはもてる、幸福になれる、ということになる。

その際、もはや到達し得ないかもしれない二〇代の健康をめざす必要はない。

今この時、到達し得た健康をもって、生きがいをめざせばよい。

第一章の「新しい健康の定義」で紹介したように、高血圧があっても糖尿病があっても、あるいはがんに罹っていたとしても、うまくそれが管理されていれば、日常生活に支障はない。障害があってもかまわない。

例えば、ある人が五〇代前半、突然脳梗塞で倒れてしまったとしよう。その人は現代医学の進歩によって、死は免れえても、片麻痺は残ってしまうかもしれない。リハビリによって健康レベルはあるレベルまで回復できる。しかし倒れる前の健康状態にまで戻ることは難しい。

だからといって、必ずしも「生きがい」が失われるわけではない。その時到達し得るレベルの健康状態を有効活用し、それがたとえ不完全なものであったとしても、例えば、ブログで何らかのメッセージを同病者に発信できる。ほかの人たちのために役に立つ仕事ができる。何かしら、やれることはある。そこに「生きがい」を見いだすことは可能である。

たとえ病名があったとしても、まだ残された健康状態を資源として、新しい健康の定義案に従って「健康」となり生きがいを見いだすことは可能である。

ヘルスプロモーションは一九八六年の時点ですでに、健康のために保健活動を推進するだけではなく、健康そのものを究極の価値に向けて推進する、という意味をもっていた。ヘルスプロモーションは「みんなの健康づくりをめざす」と先に述べたが、実は健康を超えたより高い価値をめざすことの重要性もまた、すでに示していたのである。

5――ウェルネス革命

では、保健医療の専門家である医師や看護師が日常やっていることは何か？

多くの場合、健康を最終目的とした活動である。

健康を究極の価値とした保健医療活動のプロモーションに留まっている。健康そのものを究極の価値に向けて推進してはいない。

保健医療従事者がこうして健康を究極の目的としているうちに、あるいは「健康の為なら死んでもいい」と思っている人の要求に応えようとしているうちに、世の中はどんどん変わってきた。

特に、注目しないといけないのは、健康や幸福をめぐる産業界の動きである。

この動きを知る上で注目すべき論文がある。ヘルスプロモーション推進の世界的リーダーでもあるイローナ・キックブッシュ氏による「二一世紀のヘルスプロモーション：公衆衛生革命とウェルネス革命の出会い」という、二〇〇三年に発表された論文である（文献4）。

氏によれば、

「ヘルスプロモーションの専門家たちがヘルスプロモーションの将来についてさまざまな議論をしている。しかし、どうも、世の中の大きな変化に気づいていないように思われる。産業活動の勢いが増してきている、という変化である」。

「ヘルスプロモーションの専門家たちはせまい保健セクターの中で、自分たちのあやうい立場をなんとかしようと躍起になっている。その一方で産業界は今や、ウェルネス革命といってもよい活動にのりだしている」。

「（一九八六年）オタワ憲章がだされた頃、ヘルスプロモーションはニュー・パブリックヘルス、新しい公衆衛生ともてはやされた…しかし、二〇年たった今もなお、これにこだわっていてよいのか？　世の中随分変わってきている。産業界はウェルネス革命といって、人々の「幸福」に関係するビジネスを始めている」。

「その活動の中身は栄養製品、機能食品、フィットネス製品、予防ケア、美容関連製品の開発、代替ケア、ウェルネス情報産業、健康ツーリズム、ウェルネス保険」。

しかもこれが米国では二〇一〇年には約一兆ドル（約一〇〇兆円）の産業になると言われていた。

産業界は、今や健康を乗り越えて、「幸福」をキーワードにビジネスを展開している。

そういう時代の流れのなかで、未だにその流れがつかみきれず、保健医療の専門家たちは、「健康」「健康」といって、むずかしい話、行動変容のためのつらい我慢をさせようとやっきになっている。

その時、住民は一体どちらの側につくか？　この流れの中で保健医療の専門家たちの側にたつ人はどれほどのものであろうか？

6――健康か幸福か

健康と幸福は、公衆衛生分野でもホットな話題となってきている。

この流れの中、一〇〇兆円の「にんじん」を目の前にぶらさげて「幸福産業」のために突っ走る産業界の動きはとめることができない。

この動きに対して、ヘルスプロモーションの専門家がなすべきこととしてキックブッシュ氏は二つのことが重要だと言っている。

第一に質の保証。だまし、詐欺、危険な製品からいかに消費者を守るか。正確な知識をもった消費者をいかに増やすか。そのための研究と実践を行うこと。

第二に公平性の維持。お金のある人が安全で質の高い健康サービス、ウェルネス商品やサービスを手に入れる、一方お金のない人たちは極端な話、粗悪品でがまんする、こういった問題といかに取り組むか？（文献4）

この二つの活動は確かに重要である。

しかし、同時に、幸福についても何らかのアドバイスをヘルスプロモーションの専門家がしないといけないとしたらどうか？　専門を離れて深く検討する必要がある。

産業界がもたらしてくれる幸福はどんな幸福か？　多くは一時的な「快楽」ではないか？　アリストテレスによれば、「快楽による満足は卑俗であり、人間を奴隷のごとく自分の欲望に従うようにし向けてしまう」。

その一方で、ポジティブ心理学の分野では、快楽的な結果よりもプロセスを重視し、「魅力のある、やりがいのある活動から大きな喜びを得て」、人生のフロー（仕事などに熱中して我を忘れている状態）の中にこそ幸福があるということを重視している人もいる。

7――幸せづくりのためのヘルスワーカー

ヘルスプロモーションを超え、健康づくりのその先をみすえ、何のための健康か、を知るためには、専門に関係なく、自分にとって幸福とは何か、を熟考すべきである。

その際、幸福についての研究書は参考にはなるでもあろう。けれども、それを読んだからといって必ずしも幸せになれるというわけではない。むしろ、書を離れ、私たちは、私たちが関わる病人や介護の対象者から、幸福とは何か、生きがいとは何か、と学び続ける姿勢を持ち続けるべきである。そこにみんながヘルスワーカーとして自分以外の他者の健康づくりに貢献できる機会が生まれる。

本書でとりあげた先達のことを振り返って欲しい。自らが病気にかかり、死ぬほどつらい思いをした人がいた。目の前に広がる貧困、苦悩をなんとか解決しようとして、人々の中に入り、そこから学びとっていた人もいた。さらには自分の専門の枠をこえて、、さまざまな職業につきながら、健康づくり、幸せづくりの活動を生涯にわたって続けた人もいた。

私たちがそのような先達になれるかどうかはわからない。

しかし生きがいや幸福について学ぶためには、私たちは人生の大学に入学しなくてはならない。

そこでの教師は病人である。

障がい者である。

介護の対象者である。

そして死にゆく人である。

突然の死が訪れない限り、多かれ少なかれ、誰もがみなそのような人となる。

そして第一章で書いたように、誰もがＷＨＯが定義したヘルスワーカーになることができる。

繰り返しになるが、ヘルスワーカーとは、それが誰であるにせよ「健康を高める行為を第一の目的とする人」である。

人生の大学での学びを続けつつ、私たちもまた病人となり、障がいをもち、介護を受け、死にゆく人となっていく。

その時にこそ、私たちは、学びの成果を発揮できる。自分のためだけではない。今度は私たちが教師として、次の世代に、幸福とは何か、生きがいとは何かを示していくことが可能となる。

それが最後の使命となる。

健康より大事な価値を、私たちはこのようにして一つ前の世代から引き継ぎ、次世代に引き継いで行かねばならない。何も難しいことではない。これまでもそうやって私たちはバトンタッチを繰り返してきたのだから。

（本章は、平成二一年六月二〇日に開催された第一八回日本健康教育学会における著者の学術大会長講演（文献5）を修正加筆したものである）

文献

1　金田英子「雑誌「健康増進」を読み解く」公衆衛生七三、二〇〇九年、七〇二―七〇三頁。
2　WHO: Ottawa charter for health promotion. WHO, Health and Welfare Canada, Canadian Public Health Association, 1986.
3　WHO Western Pacific Region: Seeing beneath the surface—the truth about the tobacco industry's youth smoking prevention programmes. WHO Western Pacific Regional Office, 2002.
4　Kickbusch I, Payne L.: Twenty-first century health promotion: the public health revolution meets the wellness revolution. Health Promotion International 2003; 18: 275-278.
5　神馬征峰「ヘルスプロモーションを超えて：健康か幸福か?」日本健康教育学会誌一七、二〇〇九年、二六八―二七三頁。

最後に

「みんなの健康学」はまだ夜明け前である。丸山博が『公衆衛生』を発刊してから六六年。公衆衛生を「みんなのけんこう」と直訳し得ることを語り、少年少女用の社会科文庫本として以来、今の時代にあった「みんなの健康学」は生まれていない。いまだに公衆衛生学のままである。「みんなの健康学」のための第一歩として看護学生向けに編纂した医学書院系統看護学講座『公衆衛生：健康支援と社会保障制度②』を二〇一五年に発刊したものの、まだ物足りない。しかしそのテキストの序章と第一章を読んでいただければ、「みんなの健康学」への思いが少しは伝わるのではないかと思う。

ドラマはこれで幕切れとなる。この中の一つの出会いでもいい、読者にとって、単なる体験としてではなく、内的経験となりうるものがあったとしたら、それは大きな喜びである。

人と人との直接の出会いだけが意味ある出会いではない。これまで全く聞いたこともない、知らなかった人との間接的な出会い。どんなものであれ、もしそれによって、心動かされるものがあれば、それはかけがえのない出会いである。

出会うべきものは本でもいい。映画でもいい。絵画でもいい。自然風景でもいいし、おいしい料理でもいい。

それによって自分の中に変化が生じる。変わりたいという心の動きが誕生する。それが出会いのもつ最大の価値である。

本書は、医学書院発行の月刊誌「公衆衛生」上で一五回（二〇〇九年一月号～二〇一〇年三月号）にわたって連載された『ドラマティックな公衆衛生―先達たちの物語』をもとに加筆・再編集し作り上げられた。とりあげた人の順番は本書とは異なっている。また第七章は日本健康教育学会の学会長講演の内容を参考に書き換えたものである。

本書で取り上げた先達をどのように選んだかというと、当初は直観で、これは、と思う人を選んでいただけであった。網羅的なリストがあってそこから選んだわけではない。あえて言えば縁があった、という程度である。岩村昇や伊藤邦幸は直接指導を乞うた恩師でもあり、かなり偏った選択である。しかし、書くたびに先達の一人ひとりが私を呼んでくれた、という思いがないでもない。

なお、くり返すが、ここにでてくる人物は、岩村昇以外、狭い意味での公衆衛生の専門家というわけではない。ルドルフ・ウィルヒョウは医学・看護学界では病理学者として知られている。後藤新平はあまりに専門分野が多彩で何を選ぶべきか悩ましい。どれか一つ選ぶとすれば、政治家であろうか。イヴァン・イリイチは思想家、文明批評家であり、パウロ・フレイレは教育学者であった。その他、医師、看護師ではあるものの、公衆衛生の専門家といってよいかどうか、迷う人が多かった。しかし、私には、みな公衆衛生に強いインパクトを与えた人として映った。

なぜか？　それは誰一人とっても、目の前にいる一人だけではなく、「みんなの健康、みんなの命」のことを考え、そのために実践する人たちだったからである。公衆衛生のおもしろさはそんな人がいることから伝わってくるのではないだろうか。

では私はどうなのか？　公衆衛生医としてのドラマは自分にあったのか？　その一端は「パレスチナ」での経験を書いた『万事順を追うてひとりでに：パレスチナでの学びから』（新風舎、二〇〇二年）を参照されたい。もっとも絶版でかなり入手困難になっているが。私がもっとも長く過ごしたネパールでのドラマ。五年間のドラマ。それはいずれ時がきたら書き下ろすこととしたい。それが誰かに新たな出会いをもたらすことを期待しつつ。そしていつか、今はまだ夜明け前でしかない「みんなの健康学」を誕生させたい。

最後に本書出版のきっかけを作ってくれた博報堂の白崎ユミ氏と風間書房の風間敬子氏に感謝

したい。また聖徳大学の山浦祥恵氏には一三枚のイラストを描いていただいた。これによって少しでも先達を身近に感じていただければと思う。最後に、私が勤務する東京大学大学院・医学系研究科の卒業生三人は、二回以上も丁寧に原稿を読み、厳しいコメントをくれた。大川純代、齋藤順子、北村尭子の三人である。「みんなの健康学」の将来を担ってくれるこの三人に感謝しつつ、一本のバトンを渡したい。

二〇一六年九月二四日

神馬征峰

著者略歴

神馬征峰（じんば　まさみね）

1985年　浜松医科大学医学部医学科　卒業
1985年～1987年　飛騨高山赤十字病院　研修医・内科医
1987年～1994年　国立公衆衛生院・労働衛生学部　研究員
1991年～1992年　ハーバード大学公衆衛生大学院　客員研究員
1994年～1996年　WHO緊急人道援助部・ガザ地区／ヨルダン川西岸地区事務所　WHOヘルスコーディネーター（事務所長）
1995年　浜松医科大学　医学博士
1996年～2001年　国際協力事業団ネパール事務所　公衆衛生専門家
2001年～2002年　ハーバード公衆衛生大学院　武見フェロー
2002年～2006年　東京大学大学院医学系研究科　講師
2006年～現　在　東京大学大学院医学系研究科　教授

〔主な著書・訳書〕
神馬征峰「万事順を追うてひとりでに：パレスチナでの学びから」新風舎、2002年
神馬征峰訳「実践ヘルスプロモーション」医学書院、2005年
神馬征峰他「系統看護学講座・専門基礎分野・公衆衛生―健康支援と社会保障制度②」医学書院、2015年

「みんなの健康学」序説
―公衆衛生を動かした　先達からのメッセージ―

二〇一六年一一月一五日　初版第一刷発行

著者　神馬征峰
発行者　風間敬子
発行所　株式会社　風間書房
101-0051　東京都千代田区神田神保町一―三四
電話　〇三―三二九一―五七二九
FAX　〇三―三二九一―五七五七
振替　〇〇一一〇―五―一八五三

印刷　堀江制作・平河工業社
製本　井上製本所

©2016　Masamine Jimba　NDC分類：140
ISBN978-4-7599-2146-5　Printed in Japan